W0194046

Sinn und Kunst
der Pflege

»Ein Buch, wie dieses, ist nicht zum Durchlesen und Vorlesen, sondern zum Aufschlagen, namentlich im Spazierengehen und auf Reisen, man muss den Kopf hinein- und immer wieder hinausstecken können und nichts Gewohntes um sich finden.«

FRIEDRICH NIETZSCHE

Hajo Eickhoff

Sinn und Kunst der Pflege

Mit einer Pflege-Parabel von Doris Paschiller

INHALT

ÖKOLOGISCHE PFLEGE

Als Cultural Capital Producer sind wir Pfleger. Wir pflegen die moralischen Gärten von Unternehmen. Indem wir uns um das bemühen, was nicht in den Bilanzen erscheint. So sehen wir auch auf die Pflege.

Wirtschaften findet ursprünglich jenseits von Bilanzierungen statt. Und bedeutet mehr als Geld verdienen, Profit machen und das Haus in Unordnung bringen. Wirtschaften ist eingebunden in den Gesamtzusammenhang einer Gemeinschaft und bedeutet pflegerisches Engagement in der Produktion und im Design, im Vertrieb und im Verbrauch.

Wir kultivieren Unternehmen, damit sie eine nachhaltige Unternehmenskultur entwickeln und das Haus angemessen ordnen können. Deshalb plädieren wir für eine Ökologie der Unternehmen – anstelle einer Ökonomie, denn wir gehen davon aus, dass das Alltagsleben und das Spiel ebenso wie das unternehmerische Handeln Bestandteile der Gestaltung von Gesellschaft sind.

Es sind die Gärten dreier wichtiger Häuser, für die wir uns interessieren – das Haus der Arbeit, das Haus der Bildung und das Haus der Pflege. Alle drei treffen wir meist in Unordnung an, weil viele Unternehmen auf die Dominanz bloßen Wirtschaftens setzen, womit die Häuser einen Teil ihrer Funktion als Schutzgeber, Gemeinschaftsstifter und Kulturproduzenten verlieren. In besonderer Weise leidet das Haus der Pflege darunter. Denn der enge Kontakt zwischen Menschen – wie er in der Pflege besteht – verträgt keine Reduktion auf Bilanzierung und Ökonomie, auf

Nüchternheit und Sachlichkeit. Das Wesen der Pflege beruht auf Zuwenden, Geben, Fördern und Anregen. Was Pfleger vermögen und täglich praktizieren – nämlich als große Menschen zu handeln –, ist eine unserer wichtigen Aufgaben als Cultural Capital Producer: das Prinzip des konfuzianischen Philosophen Meng-Tse, dass es möglich ist, als großer Mensch zu handeln, in die Unternehmen hineinzutragen, um die Häuser zu ordnen.

Menschen, die der Pflege bedürfen, sind auf andere, oft fremde Menschen angewiesen. Das kann ihre Sicherheit und ihr Selbstbewusstsein verringern und ihnen ein Stück ihrer Lebensmotivation nehmen. Insbesondere, wenn sie ihre eigene Wohnung verlassen müssen, um sich in eine neue Umgebung wie ein Heim, ein Krankenhaus oder eine Seniorenresidenz zu begeben. Um nicht ängstlich und einsam zu werden, um sich nicht zu langweilen und den Mut nicht zu verlieren, ist eine gute Umgebung erforderlich: Dazu gehören der Raum und seine angemessene Einrichtung, das Essen, die Nachbarn. An erster Stelle aber sind es Pfleger, die die Stimmungslage Pflegebedürftiger beeinflussen. Daher kommt ihnen eine besondere Bedeutung zu. Aber auch sie selbst unterliegen Bedingungen, die ihnen eine gute Pflege oft schwer und zuweilen auch unmöglich macht. Daher ist es wichtig, dass die Gemeinschaft erkennt, dass alle negativen Tendenzen mittels eines Mehr an Qualität im Umfeld und im Umgang zurückgedrängt werden können.

Mit der Pflege von Unternehmen entstand die Idee für dieses Büchlein, dessen Anliegen darin besteht, zu zeigen, dass der Beruf des Pflegers eine sehr attraktive Tätigkeit ist. Aber auch, dass Pflege als im Grunde selbstverständliches Handeln ein für eine Gemeinschaft wichtiges Verhalten und ein notwendiges Tun ist, ohne das die Menschheit keine Zukunft hat.

Gerade an der Art, wie eine Gemeinschaft mit Pflegebedürftigen umgeht, lässt sie sich gut erkennen.

Jan Teunen

Teunen Konzepte
Schloss Johannisberg
Im November 2012

#1
Das Wohlbefinden

Ein positiver Gedanke ist eine dem Menschen eigene, natürliche Medizin mit stimulierender Wirkung. Sie bringt Impulse hervor, die den Körper auskleiden wie ein inneres Kleid und die Stimmung des Menschen heben. Es ist dieses innere Kleid, das das Immunsystem stärkt, Schmerzen lindert, den Menschen achtsam und freundlich macht und seinem Leben Stabilität gibt. Jeder Mensch findet Positives in seinem Leben, das er in sein Denken aufnehmen und zur Quelle seines Wohlbefindens machen kann.

Ziel menschlichen Strebens ist Wohlbefinden. Der Einklang des Menschen mit sich und mit der Welt. Im Wohlbefinden fühlt sich der Mensch in der Welt geborgen – er ist entspannt, sicher und voller Zuversicht. Am Wohlbefinden haben alle Sinne, Organe, Muskeln und Nerven, haben Denken, Fühlen und Verhalten ihren Anteil.

Der Mensch befindet sich in der Spannung zweier Prozesse: der persönlichen Veranlagung und der gesellschaftlichen Verhältnisse. Er verfügt über charakteristische Fähigkeiten wie Wissen und Können, wie Emotionalität und über die Fähigkeit zur Reflexion – das ist sein Potenzial. Da er aber in einem vielfältigen Austausch mit der Welt steht – mit Dingen, Ereignissen und anderen Menschen –, wird die Realisierung des persönlichen Potenzials durch gesellschaftliche Bedingungen mitbestimmt. Was unter den gegebenen Bedingungen von seinem individuellen Vermögen bleibt, sind seine Selbstverwirklichungsmöglichkeiten – sein Maß für Wohlbefinden.

Da eine Hauptaufgabe der Pflege darin besteht, Wohlbefinden zu erhalten oder anzuregen, geht es in der Pflege um die Förderung zweier zusammenwirkender Bereiche –

um die Förderung der persönlichen Potenziale und um das Schaffen von Bedingungen, unter denen sich die zu Pflegenden entfalten und positive Gedanken entwickeln können. Wie Orte des Wohnens und der Begegnung, in die sich die zu Pflegenden gerne integrieren und die ihnen passen sollen wie Kleid und Hut.

Aus dem Wohlbefinden leitet sich die Qualität der Pflege ab. Räume und Einrichtungen müssen neben der Erfüllung grundlegender Funktionen so gestaltet sein, dass schöne Dinge zu sehen, anregende Musik zu hören, Köstlichkeiten zu schmecken, lebendige Berührungen zu erfahren und feine Düfte zu riechen sind. Das regt die Sinne an und fördert die Kommunikation, hebt die Stimmung und regt zur guten Laune an.

Leben ist ein Prozess wechselnder Gefühle. Im Wohlbefinden spürt der Mensch Weite, Entspannung und Beweglichkeit, im Unwohlsein Enge, Verspannung und Unbeweglichkeit. Geistige Fähigkeiten sind ein wunderbares Vermögen des Menschen. Seine Fähigkeit zu denken erweist sich als eines seiner stärksten Vermögen. Mit ihm lassen sich Erfahrungen verarbeiten und Lösungsstrategien für Probleme entwickeln. Hierbei ist eine optimistische Einstellung hilfreich, denn zur Lösung von Problemen sind Gelassenheit und Kreativität nützlich, die der Optimismus stärkt.

Das Ungewöhnliche des Wohlbefindens und einer optimistischen Lebenshaltung besteht darin, dass der Mensch Entbehrungen, strenge Disziplin und asketische Übungen ohne Probleme auf sich nehmen kann. Die Gründe dafür sind vielfältig. Die Disziplinierung des Lernens kann durch Neugier und Vorfreude auf ein zu erwerbendes Wissen oder eine körperliche Fertigkeit Anstrengung in Genuss und Freude verwandeln. Auch die Überwindung eines sozialen Status kann Anlass zu Herausforderungen sein, wie das Ausloten der Grenzen der eigenen Möglichkeiten. Sind solche Herausforderungen selbst auferlegt, werden sie meist leicht ertragen. Doch auch durch Zwang erfahrenes Leid lässt sich mit einer geistigen Gegenstrategie – gegen die Anstrengung – erdulden. Am Ende steht allerdings meistens eine Belohnung – ein Können, ein Wissen, eine Selbstbeherrschung oder eine Anerkennung durch andere.

Erstaunlich ist, dass der Mensch die Eigenschaft mitbringt, sich trotz Anstrengungen, großer Herausforderungen und Entbehrungen wohl zu befinden. Voraussetzung dafür ist eine Weltwahrnehmung, in der solche Zustände als zum Leben zugehörig angesehen werden und sogar erwünscht sein können. Solche Zustände mögen den Lebenssinn erfrischen und festigen, um motiviert auf die Zukunft zuzugehen.

Die Kraft des Geistes liegt im Gefühl der Freiheit. Der Mensch kann sich bewusst von äußerem und innerem Druck entlasten. Reflexion ist die Einsicht, zu erkennen, dass Schwierigkeiten Bestandteile des Lebens sein können, und die Fähigkeit, auf sie dennoch gelassen und optimistisch zu reagieren mit dem Gefühl, der Welt nicht ohnmächtig ausgeliefert zu sein.

Nicht zufällig kommt das *Wohl* in *Wohlbefinden* von *Wollen*. Das ist die eigene Vorstellung von Identität – wenn ich der bin, der ich sein will, und wenn ich das erhalte, was ich erhalten will, befinde ich mich wohl. Darin kommen die Aktivität des Menschen und seine Freiheit zum Ausdruck.

So kann der Mensch die Gegenwart auf sich wirken lassen und sie zugleich ideell in die Vergangenheit und in die Zukunft transzendieren. Er kann für kurze Zeit in der Erinnerung leben und sich an vergangenen Taten aufrichten, und er kann Vorfreude entwickeln auf Ereignisse in der Zukunft. Die Vorfreude ist die beste aller Freuden, weil sie am längsten und nachhaltigsten andauert. Beide Elemente – die Erinnerung an Vergangenes sowie die Vorfreude auf die Zukunft – sind zwei zentrale Elemente der Pflege. Sie sind Stützen der Pflege, weil beide eine positive Einstellung zur Welt bedeuten.

Der Geist kann dem Hier und Jetzt eine doppelte Perspektive geben – einen aufbauenden Rückblick und eine freudige Vorausschau, die sich als Haltung und Stimmung in der Gegenwart treffen. In der Gegenwart bestimmen die realen Verwirklichungschancen das Befinden. So besteht eine Aufgabe der Pflege darin, die Verwirklichungschancen der zu pflegenden Menschen zu verbessern, was bedeutet, dafür zu sorgen, dass sie ihr praktisches Leben gut führen können und dass sie Mut fassen, ihr inneres Kleid mit guten Gedanken und angenehmen Gefühlen zu schmücken. Wer gute Gedanken hat, befindet sich wohl und kann der Welt offen gegenübertreten und sich und anderen vertrauen – eine gute Basis für Gesundheit und heitere Gelassenheit.

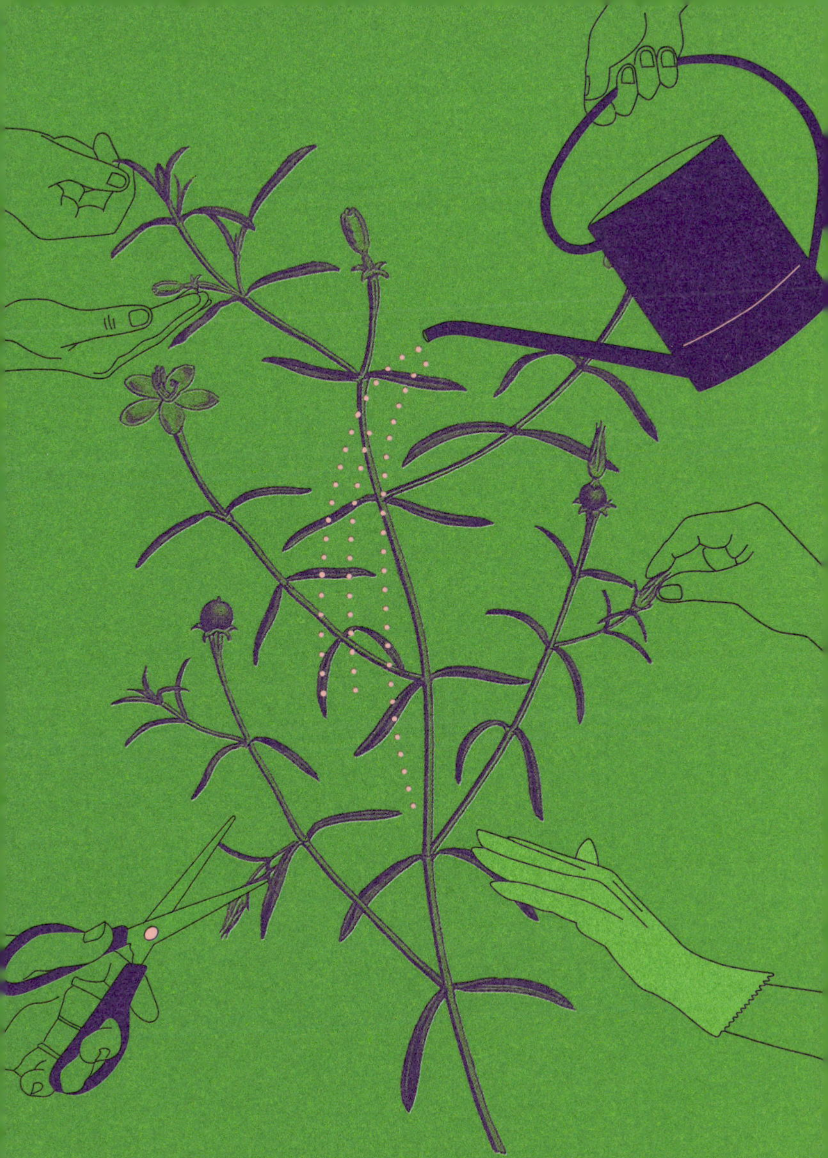

Pflege ist eine der schönsten und wertvollsten Tätigkeiten des Menschen, wenn auch eine der schwierigsten und verantwortungsvollsten.

2
Die überraschende Bedeutung der Pflege

Die Ideale der Pflege sind das Potenzial, das die Welt besser macht – das ist der Sinn der Pflege.
Pflegebedürftige so zu pflegen, dass sie nicht wahrnehmen, dass sie gepflegt werden – das ist die Kunst der Pflege.

Pflege. Ein Wort in aller Munde. Ein Problembegriff der Medizin, des Sozialen und der Politik. Ein Mantra für Religionen, Erziehung und für Kranke. Ein Arbeitsbegriff für Sportler, Journalisten und Wissenschaftler. Und ein Zauberwort für alles Mögliche im Kontext der modernen Epidemien und Unfälle. In Wirklichkeit ein Begriff, der unmittelbar zum Leben gehört. *Pflege* klingt für die meisten Menschen negativ – als Not und Makel. Tatsächlich gilt: Pflege ist eine der schönsten und wertvollsten Tätigkeiten des Menschen, wenn auch eine der schwierigsten und verantwortungsvollsten.

2.1
PFLEGE UND SINN

Pflege bedeutet Gespräch. Die Antwort auf eine Bedürftigkeit, die eine Frage und eine Bitte enthält. Zwar hat Bedürftigkeit viele Ursachen, immer aber ist sie der Zustand einer eingeschränkten Selbstständigkeit und Autonomie. Entweder weil diese noch nicht ausgebildet ist, wie in der Kindheit und Jugend, oder weil sie eingeschränkt ist infolge von Verletzung, Krankheit sowie geistiger, seelischer und körperlicher Behinderung. Ebenso entsteht Pflegebedürftigkeit infolge des Alterns, in dem sich die Leistungsfähigkeit des Menschen zurückbildet. Muskeln verlieren Kraft und Beweglichkeit, Gelenke Geschmeidigkeit, das Herz Stärke, die Lunge Volumen, Organe ihren Kapazitätsumfang, die Haut ihre Elastizität, die Sinne werden stumpfer und das Gehirn unzuverlässiger. Eine Zeit lang gleicht der Mensch solche Gegebenheiten durch Wissen und Erfahrung aus. Dennoch können aus dem Alterungsprozess Koordinationsstörungen, geistige Irritation und Schwindel, Demenz und körperliche Schwäche resultieren, die es nicht mehr erlauben, den Alltag aus eigener Kraft zu bewältigen. Hier nehmen pflegende Angehörige und Pflegeinstitutionen das Gespräch auf.

Pflege ist Arbeit am Körper. Am Körper eines anderen. Ein unterstützendes und vertrauensvolles Verhalten, das dem Bewahren der Einheit von Körper, Geist und Seele dient. In der Pflege werden die primären körperlichen Bedürfnisse erfüllt. Das Bedürfnis nach Ernährung, Schmerzlinderung, Sauberkeit und Ruhe. Aber Pflegen ist auch für Pfleger eine körperbetonte Arbeit. Das pflegerische Können kann eine medizinische Behandlung wie Blutdruckmessen und Blutabnehmen sein, das kraftfordernde Umbetten, Körperreinigung eines Pfleglings oder das Führen eines fremden Haushaltes.

Pflege ist Arbeit an der Seele. An der Seele eines anderen. Unter Einsatz der eigenen Persönlichkeit. In der Pflege werden die primären geistig-seelischen Bedürfnisse erfüllt – die Bedürfnisse nach Kommunikation, Wohlbefinden und Anerkennung.

Pflege ist Arbeit am Maß der Selbstständigkeit. Denn die Pflege als Behandlung, Betreuung und Versorgung schwacher, versehrter oder kranker Menschen aller Altersstufen kompensiert das real oder vermeintlich Fehlende und sucht nach Lösungen, damit die der Pflege Bedürftigen, so gut es möglich ist, selbstständig werden und ihre alltäglichen Verrichtungen in eigener Verantwortung ausführen können.

Pflege ist Ausgleich. So vielfältig Leib, Seele und Geist des Menschen funktionieren und zusammenarbeiten, so vielfältig sind die Möglichkeiten der Irritation, Verletzung oder Erkrankung – und damit der Pflege. Knochenbrüche müssen geschient und Patienten gelagert und gestützt werden, Schmerzen sind zu lindern, für Essen und Trinken ist zu sorgen, Ordnung ist herzustellen und interne Angriffe gegen den Körper medikamentös zu behandeln. Ebenso brauchen Menschen neben der geeigneten Therapieform das Gespräch. Und nicht zuletzt sind Wohnräume sauber zu halten und Patienten aktiv zu bewegen und zu waschen. Hinzu kommt für die Pflegenden die Evaluation und Dokumentation ihrer Arbeit.

Prävention ist Pflege. Obwohl der Begriff selbst Pflege bedeutet, zielt Prävention – oder Prophylaxe – zuerst darauf ab, keine Pflege in Anspruch nehmen zu müssen, sondern die Ressourcen zu stärken. Pflege als Prävention bedeutet hier, das gute Leben im Sinne der hippokratischen Diätetik. Der präventive Mensch lebt gut. Er ernährt sich gesund und bewegt sich, er kommuniziert, lernt und führt ein nach seinen Möglichkeiten gutes Leben. Prävention als die effektivste Form der Pflege ist Lebenspflege.

Pflege macht Sinn. Denn die Erfüllung der primären leiblichen und seelischen Bedürfnisse stiftet Lebenssinn, eine Voraussetzung zur geistigen und leiblichen Zufriedenheit des Einzelnen. Wer dazu beiträgt, dass anderen das ermöglicht wird, gewinnt dabei selbst Lebenssinn. Die Energie und die Motivation, die Pfleger aus einer optimistischen Lebenseinstellung gewinnen, übertragen sich auf die zu Pflegenden, die wieder eine Zukunft sehen, da sie spüren, dass die Pfleger sie nicht aufgeben und vernachlässigen, sondern sie ernst nehmen, achten und im Rahmen der Pflege sogar ihre Zukunft mit ihnen planen.

Pflege ist Pflicht. Als Ausübung der im Menschen liegenden Veranlagung, nicht als Zwang. Denn im Wort Pflicht steckt das Wort Pflege. Pflicht ist verbindliche Pflege.

2.2
DAS POLITISCHE IN DER PFLEGE

Pflege ist der verborgene Grund der Gesellschaft. Sie ist zum Erhalt einer Gemeinschaft, sogar der Menschheit notwendig. Sie wird notwendig, wenn Menschen wegen Krankheit oder Verletzung, aufgrund des Alters oder sozialer Disharmonie ihre alltäglichen Verrichtungen nicht mehr selbstständig ausführen können. Ein Leben lang begleiten Pflegen und Gepflegtwerden den Menschen. Von der Wiege bis zur Bahre, denn Pflege ist Teil der menschlichen Gemeinschaft.

Pflege ist politisches Handeln. Politisch im ursprünglichen Sinn – als Beschäftigung mit den Angelegenheiten der *Polis* – der Stadt, der Gemeinschaft. Pflege ist politisches Handeln. Denn die Sorge um einen Menschen beinhaltet immer auch die Sorge um die Gemeinschaft, denn nur wenn sich die Gemeinschaft bewahrt, kann auch der Mensch überleben.

Die Art und Weise, wie Menschen von Angehörigen oder professionellen Pflegern betreut, beraten und gepflegt werden, hat sich über Jahrtausende entwickelt und ist Ausdruck des Entwicklungsstandes einer Gesellschaft. Eine der großen Herausforderungen der Gegenwart ist der demografische Wandel in Europa. Die Geburtenrate ist rückläufig. Die Bevölkerung schrumpft, während der Anteil älterer Menschen zunimmt. Ein Prozess, der Politiker und Wohlfahrtsverbände, Unternehmer und Konsumenten, Pfleger und Pflegebedürftige vor große Aufgaben stellt.

Die Pflege rückt spät ins *Bewusstsein* der Menschheit und ins Zentrum gesellschaftlichen Handelns. Die Gründe dafür sind vielfältig – moderne Familien können sich immer weniger um ihre pflegebedürftigen Angehörigen kümmern, die hoch technisierte Welt erzeugt Unfallopfer verschiedenster Art, und der medizinische Fortschritt, die verbesserte Ernährung und der bewusste Umgang mit dem Körper lässt Menschen älter werden. Dadurch erhöht sich die Zeit der Pflegebedürftigkeit, sodass Pflege nach alten Pflegekonzepten immer schwerer finanzierbar wird. Das ist es, was die Gesellschaft zwingt, sich das Problem bewusst zu machen, wenn sie Bedürftigen ein Leben in Würde bieten will.

Durch die Jahrmillionen hindurch war Pflege ein Bestandteil des sozialen Lebens. Heute muss die Pflege als gesellschaftliche Notwendigkeit deutlicher ins soziale Bewusstsein gehoben werden, da sie in der aktuellen Umbruchphase immer wieder hinter ihren Möglichkeiten zurückbleibt. Was der Attraktivität des Pflegeberufes entgegensteht, ist das Fehlen einer ausdrücklich gesellschaftlichen Anerkennung der Pflegearbeit.

Pflegen ist ein wertvolles Tun. Eine Basis des Lebens. Da selbst unter hoher Belastung Pfleger professionell handeln, Ressourcen aktivieren und eine ethische Grundlegung ihrer Tätigkeit im Blick haben, sind hervorragende Pflegeteams entstanden und sehr gute Pflegeinstitutionen, in denen die Attraktivität der Pflege bereits erfahren werden kann. Mittlerweile gibt es auch ein breites Wissen und Können der Pflege, gute Pflegekonzepte und eine herausragende Pflegeausbildung in Praxis, Lehre und Studium.

Pflege ist eine attraktive Tätigkeit. Eine Tätigkeit mit einem hohen Grad an Bildung und Ausbildung. Ihre Basis bilden Einfühlung, soziales Engagement und Verantwortungsbewusstsein. Zu einer zufriedenstellenden Pflegearbeit muss sich alles passgenau ineinanderfügen – Ausbildung und Motivation der Pfleger, gut geführte und ästhetisch eingerichtete Institutionen. Das beinhaltet eine hohe gesellschaftliche Anerkennung des Pflegeberufs mit angemessenem Einkommen und beruflichen Entwicklungsmöglichkeiten.

Pflege ist Pflicht. Als Ausübung der im Menschen liegendenVeranlagung, nicht als Zwang. Denn im Wort Pflicht steckt das Wort Pflege. Pflicht ist verbindliche Pflege.

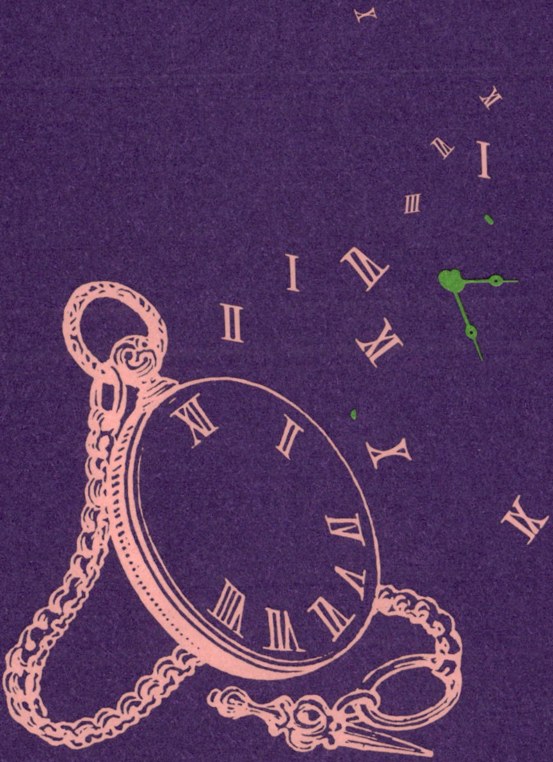

#3
Philosophie der Pflege

»Die einfache Sorge ist aller Dinge Anfang.«
ALBERT CAMUS

3.1
SORGE UND EXISTENZ

Eine Philosophie der Pflege ist möglich, weil der Mensch ein zweifaches Wesen ist. Ein Wesen der Natur und ein Wesen der Kultur. Als Kulturwesen hat er Selbstbewusstsein, das ihn frei macht, wodurch er die Form seines Lebens selbst bestimmen muss. Daher ist er das einzige Lebewesen, das die Art und Weise der Pflege und die Richtung ihrer Entwicklung selbst bestimmen kann. Das gibt ihm ein Bewusstsein vom Wert der Pflege und vom Sinn des Lebens.

Pflege ist ein kurzer Weg des Menschen zum Anderen, dem Mitmenschen, was die Pflege zum Handeln mit einem hohen Gemeinschaftssinn macht und zum sorgenden Umgang mit den Mitmenschen.

Pflege beginnt bei einfachen Lebewesen. Denn wo sich Leben entwickelt, stellt sich sofort ein Pflegeverhalten ein. Mit dem Ziel, durch den Schutz der eigenen Nachkommen die gesamte Art zu erhalten. Tiere besorgen dafür alles Notwendige: Vögel bauen Nester, Wildkaninchen legen unterirdische Baue an und Spinnen hinterlassen der Brut Nahrung. Immer geht es darum, den Nachkommen einen guten Start ins Leben zu geben.

Auch der Mensch trifft Vorkehrungen. Als Doppelwesen muss er zweierlei pflegen: Natur und Kultur. Die Natur pflegt er, indem er angemessen mit sich, mit anderen Menschen und mit der Natur umgeht. Seine Kultur pflegt er, indem er an die Nachkommen sein Wissen und Können weitergibt.

Die körperlichen und geistigen Zustände, die *Krankheit*, *Behinderung* und *Alter* genannt werden, sind Ausdruck besonderer Lebensumstände, in denen Pflege dem Menschen ein würdiges Dasein sichert.

Das 21. Jahrhundert ist das Zeitalter, das erkennt, dass Pflege ein Wesen der menschlichen Existenz ist, und das Pflege zum Paradigma für die Kooperation und das Miteinander macht.

Pflege geht aus der sorgfältigen Umarbeitung des Naturbodens zum Acker hervor. Das lateinische Wort *culturare* bedeutet *bebauen* und *pflegen* des Erdbodens. Auch das lateinische Wort *curare* für *sorgen* gehört in diesen Bedeutungskreis: *pflegen, heilen, besorgen*. Der Acker nimmt die Aussaat auf und bringt – anders als beim Sammeln – durch Menschenhand veranlasst Früchte hervor. Ackerbau ist der Beginn bewusster Sorge und Sorgfalt. Im Hegen und Pflegen wird das Potenzial, über das der Erdboden verfügt, genutzt.

Pflege geht aus der Sorge hervor. Einer Grundbefindlichkeit des Menschen. Sie ist eine besondere Weise, für andere da zu sein. Sorge ist eine aktive, die Menschen verbindende Kraft. Ein Antrieb und eine Suchbewegung. Eine intensive Form der Kommunikation. Denn Sorge bedeutet nicht Kummer, Furcht und Niedergeschlagenheit, sondern spontane Hinwendung zu Dingen, Ereignissen und Menschen.

Sorge ist eine geistige und emotionale Haltung mit dem Ziel, die Autonomie und die Freiheit des Menschen zu erhalten. Da sich aus dieser Haltung das praktische Pflegeverhalten ableitet, ist Pflege die praktische Umsetzung der Sorge.

Die Pflege des Menschen ist ein *Mit* und ein *Für*. Von der Sorge aus führen Vorsorge und Fürsorge zur Pflege. Ihre Umsetzung ins Handeln ist das Besorgen elementarer Utensilien und das Befriedigen grundlegender Bedürfnisse des Menschen. Das *Mit* zeigt sich im Mitfühlen und Mitdenken, im Mithören und Miteinander – der Mitmenschlichkeit. Das *Für* kommt in Fürsprache, Fürsorge und im Füreinander zum Ausdruck – der Fürmenschlichkeit. Das Ziel der Pflege besteht darin, den Menschen in seinem sozialen Umfeld zu einem selbstständig handelnden Wesen zu machen oder ihm soviel Selbstständigkeit wie möglich zu erhalten.

Im Vertrauen wird der Mensch von der Sorge befreit. Im Vertrauen durch Freundlichkeit, Anerkennung und Hilfsbereitschaft entsteht eine Atmosphäre von Geborgenheit und Sicherheit.

3.2
ÖKOLOGIE DER PFLEGE

Ökonomie heißt *Haus und Haushalt* und bedeutet eine ausgeglichene Bilanz des Hauses von Einnahme und Ausgabe. Das zugrunde liegende Wort *oikos* bedeutet auch *Welt – großes Haus*. Auch der Mensch ist ein Haus, das der Ökonomie von Einnahme und Ausgabe unterliegt. Wenn sich im Körper, im Geist und zwischen Körper und Geist Einnehmen und Ausgeben in einer dynamischen Balance befinden, fühlt sich der Mensch gesund. Umgekehrt bedeutet Pflege die Aufgabe, aus der Balance geratene Systeme wieder in ein dynamisches Gleichgewicht zu bringen.

Haus ist ein Begriff für Ordnung. Ein ordnender Raum und symbolischer Ort – ein Denkraum. Denn er legt den Hausbewohnern eine bestimmte Ordnung auf, die wiederum gezwungen sind, den Raum der Ordnung ständig durch Pflege in Ordnung zu halten. Auch hier ist es die Sorge, die das Haus in Funktion hält. Sorge als Behutsamkeit und Häuslichkeit.

Das Haus als Ordnung ist das Versammelnde. Es versammelt in sich und um sich herum – innen Menschen, Geräte, Möbel, Nahrung, außen Garten und Feld, Weg, Wald und Acker. Die Hausordnung schreibt dem Menschen vor, wie er im und mit dem Haus zu leben hat, denn es bedarf der regelmäßigen Pflege, die die Hausbewohner prägt. Das ist seine Kulturform der Domestikation, der Häuslichkeit, abgeleitet aus dem griechischen Wort *domus* für Haus. Die Befolgung der Hausordnung ist es, die den Hausbewohnern Schutz, Geborgenheit und Sicherheit gibt.

Wenn der Mensch sich, sein Haus und seinen Umraum mit dem großen Haus in eine Beziehung und Balance bringen kann und das Kleine mit dem Ganzen pfleglich aufeinander bezieht, wird aus der Ökonomie der Pflege eine Ökologie der Pflege.

Das Haus ist durch die Geschichte der Kulturen hindurch ein entscheidendes Bild für Schutz, Kulturformung und Wirtschaften. Und wie die Familie als Einheit einer bestimmten Ordnung bis ins 20. Jahrhundert hinein als Haus aufgefasst wird – wie es im Titel der Kurzgeschichte *Der Untergang des Hauses Usher* von Edgar Allen Poe zum Ausdruck kommt –, so ist jedes Pflegehaus, jede Pflegeinstitution ein geordnetes Haus, das die Menschen versammelt, das Pflegepersonal und die zu Pflegenden, die Ärzte, Institutsleiter und Köche, die Gärtner, Familienangehörige, Lieferanten und Therapeuten. Damit dieses Pflegeteam die Pflegeabläufe reibungslos durchführen kann, müssen Innen und Außen des Pflegehauses angemessen geordnet sein. Damit sich das Team auf die wesentlichen Aufgaben konzentrieren kann, bedarf das Haus geeigneter Raumformen, Einrichtungen in angemessenem Ambiente, dem notwendigen Pflegeequipment sowie einer guten Organisation. Erst dann entsteht für die Versammelten nicht nur ein Aufenthaltsort, sondern ein Oikos, der die Versammelten – wenn sie wollen – zu einem Haus, einer Familie und einer Gemeinschaft verbindet.

3.3
DIE PFLEGE DES MENSCHEN

Die Pflege des Menschen durch den Menschen ist eine Notwendigkeit menschlicher Existenz. Ohne sie gäbe es weder Familie noch Freundschaft, weder Verbindlichkeit noch Liebe, weder Gemeinschaft noch Güte. Pflege ist eine Bedingung des Überlebens wie auch eine Bedingung des guten Lebens.

Von Anbeginn an ist der Mensch ein Pflegefall. Bereits vor der Geburt. Die Mutter ist die erste Pflegeperson. Sie stellt ihr Leben auf den Fötus ein und bereitet sich auf die Geburt vor: Sie ernährt sich angemessen, lebt gesund und fühlt sich in den werdenden Menschen ein. Dann füttert, wickelt und wäscht sie den Säugling, gibt ihm Wärme und Sicherheit und schützt ihn vor Gefahren. Ihr sofortiges

Ergreifen der Verantwortung für den Säugling – seine Ernährung, Säuberung und Versorgung – beruht auf ihrer Pflegeaufgabe, zu der es keine Alternative gibt.

Der Mensch bedarf von allen Lebewesen am längsten der Pflege durch Eltern oder erste Bezugspersonen. Er wird ernährt, gekleidet, in soziale Kontakte eingebunden, zur Schule geschickt, in Krisen gestützt und in die Gebräuche und Gewohnheiten – die Moral – der Gesellschaft eingeübt.

Der Anblick eines Säuglings mag an ein ungeschütztes, zerbrechliches Wesen denken lassen. Aber auch an ein Wesen, das immer mehr an Kraft gewinnt. Nach ein paar Monaten fängt er an, sich zu drehen und aufzurichten. Nach einem Jahr beginnt er zu sprechen und zu laufen. Nach der Phase von Kindheit und Jugend wird der Mensch mündig und vermag sein Leben eigenständig zu bestreiten. Fehlen in der Pflege der Kinder Kommunikation und Zuwendung, kann es zu auffälligen Verhaltensweisen, zu Störungen und Irritationen in der geistigen, leiblichen, psychischen und sozialen Entwicklung kommen.

Ebenso wie der Säugling auf den Weg der Autonomie gebracht wird, will die praktische Pflege kranken, verletzten und dementen Menschen in ihren alltäglichen Lebensvollzügen hilfreich zur Seite stehen und, so gut es geht, ihnen die Autonomie bewahren und die Teilnahme an der Gesellschaft ermöglichen.

Pflege ist praktische, soziale und psychische Unterstützung, mit der das solidarische und professionelle Verhalten verbunden ist. Sie ist ein verantwortungsvolles Versorgen und Betreuen pflegebedürftiger Menschen aller Altersgruppen in unterschiedlichen Lebenssituationen, das ein Wahrnehmen ihrer Bedürfnisse und das Bereitstellen einer sicheren Umgebung erfordert – damit die Menschen in der Pflege Gutes erfahren.

Pfleger sind Helfer, Therapeuten, Kompensateure, Lehrer und Produzenten. Dabei verweist das Wort Therapie bereits auf die hohe Bedeutung des Pflegeberufes, denn Therapie heißt Tempeldienst. Es stammt vom griechischen Wort *therapon*, das *Gefährte* heißt. So sind Pfleger Lebensgefährten, die andere Menschen ein Stück auf einem oft als prekär erlebten Lebensweg begleiten.

Pfleger sind indirekte Produzenten. Sie beleben in den Pflegebedürftigen Lebenswichtiges, indem sie Ordnung, Autonomiezuwachs, Teilhabe am gemeinschaftlichen Leben fördern, Einschränkungen kompensieren, Handlungssicherheit und Vertrauen geben, für Ruhe sorgen und Wohlbefinden schaffen.

3.4
DIE IDEALE DER PFLEGE ALS NEUES PARADIGMA

Das Ehrenamt ist ein individueller Betrag zum Allgemeinwohl, das eine lange Tradition hat. Der Sinn, der in der Tätigkeit gewonnen wird, ist das Honorar für die Arbeit, die finanziell nicht vergütet wird. Jeder dritte Bundesbürger arbeitet ehrenamtlich. Auch die ehrenamtliche Pflege hat einen beträchtlichen Anteil an der Pflegearbeit. Ohne ein solches Engagement könnten die vielen zu pflegenden Menschen nicht angemessen versorgt werden. Es sind ehrenamtliche Vereine, die die Hilfs-und Pflegeinstitutionen einrichten und auch eine Pflegeausbildung anbieten.

Daneben gibt es unzählige Menschen, die zusätzlich zu Beruf und Familie Angehörige und Freunde pflegen. In dieser Form der Pflege sind die zu Pflegenden gut aufgehoben. Andererseits sind viele private Pfleger überlastet und brauchen Beratung, Hilfe und nicht selten selbst Pflege. Da viele dabei in schwierige Lebensumstände geraten, sind Selbsthilfegruppen entstanden, in denen sie sich mit anderen betroffenen privaten Pflegern treffen und über die durch die Pflege entstanden Probleme sprechen können. Sie erhalten von den Selbsthilfegruppen – in der Regel ebenfalls ehrenamtliche Vereine – moralische und praktische Unterstützung.

Der riesige Bereich der Pflege – beruflich, ehrenamtlich, privat – offenbart eine enorme Solidarität der Menschen: Mitgefühl und Anteilnahme, die Hoffnung geben. Hoffnung, dass sich die Prinzipien des Helfens und Mitempfindens zu einem neuen Paradigma für das alltägliche Verhalten entwickeln werden – zu einem konzentrierten Bild für das *Mit*, das als zentrales Element des Menschseins seine Mitte in einer Gemeinschaft hat. Pflege ist das öffnende und herzliche Miteinander in kritischen Lebensumständen.

Es ist das, was der Mensch auf seiner Reise in die moderne Welt der Dominanz des reinen Wirtschaftens immer wieder aus den Augen verloren hat. Die Kultur und mit ihr die Sorge und Pflege sind Bestandteile aller Gemeinschaften. Diese Ideale zu pflegen ist der einzige Weg, der in eine wünschenswerte Zukunft führt. In eine globalisiert Welt, in der die Menschen gut mit sich, fair mit anderen und nachhaltig mit der Natur umgehen. Keine große Sache – eher eine Selbstverständlichkeit –, die doch nicht einfach zu realisieren scheint. Berufliche, ehrenamtliche und private Pfleger arbeiten daran mit, diesen Traum zu realisieren: Die Ideale der Pflege sind geträumte Zukunft.

3.5
BINDUNGSVERMÖGEN UND BEZIEHUNG

Pflege setzt eine besondere Eigenschaft voraus – das Bindungsvermögen. Denn gegenüber jedem Menschen ist der Mensch ein Anderer. Der Andere hat viele Gesichter. Unterschieden durch Religion und Nationalität, Kultur und Geschlecht, durch Denken und Alter, Fühlen und Verhalten. Da auch die Umwelt das Andere ist, scheint der Mensch auf sich allein gestellt zu sein. Aus dem Grunde ist es erstaunlich, dass Menschen sich überhaupt verständigen können, dass sie verstehen und sogar mitfühlen können, was andere fühlen.

Wie kann der Andere verstanden und anerkannt, vielleicht sogar zur eigenen Sache werden? Dadurch, dass der Mensch zwar ein einzigartiges Wesen, vor allem aber ein Gemeinschaftswesen ist, das nicht allein leben kann. Es gehört zum Leben des Menschen, dass er den anderen notwendig braucht, sodass er sich mit anderen solidarisch verbinden muss. *Solidarisch* kommt vom lateinischen Wort *solido* und heißt *solide, vollständig, im Ganzen* und verweist darauf, dass der Mensch erst ein Ganzes wird – wenn er sich mit anderen verbinden kann. Er muss sich austauschen, sprechen, kommunizieren, wenn er Vertrauen in die Welt haben will. Der Mensch will sich mitteilen und braucht auf seine Fragen Antworten. Auf dieser Basis

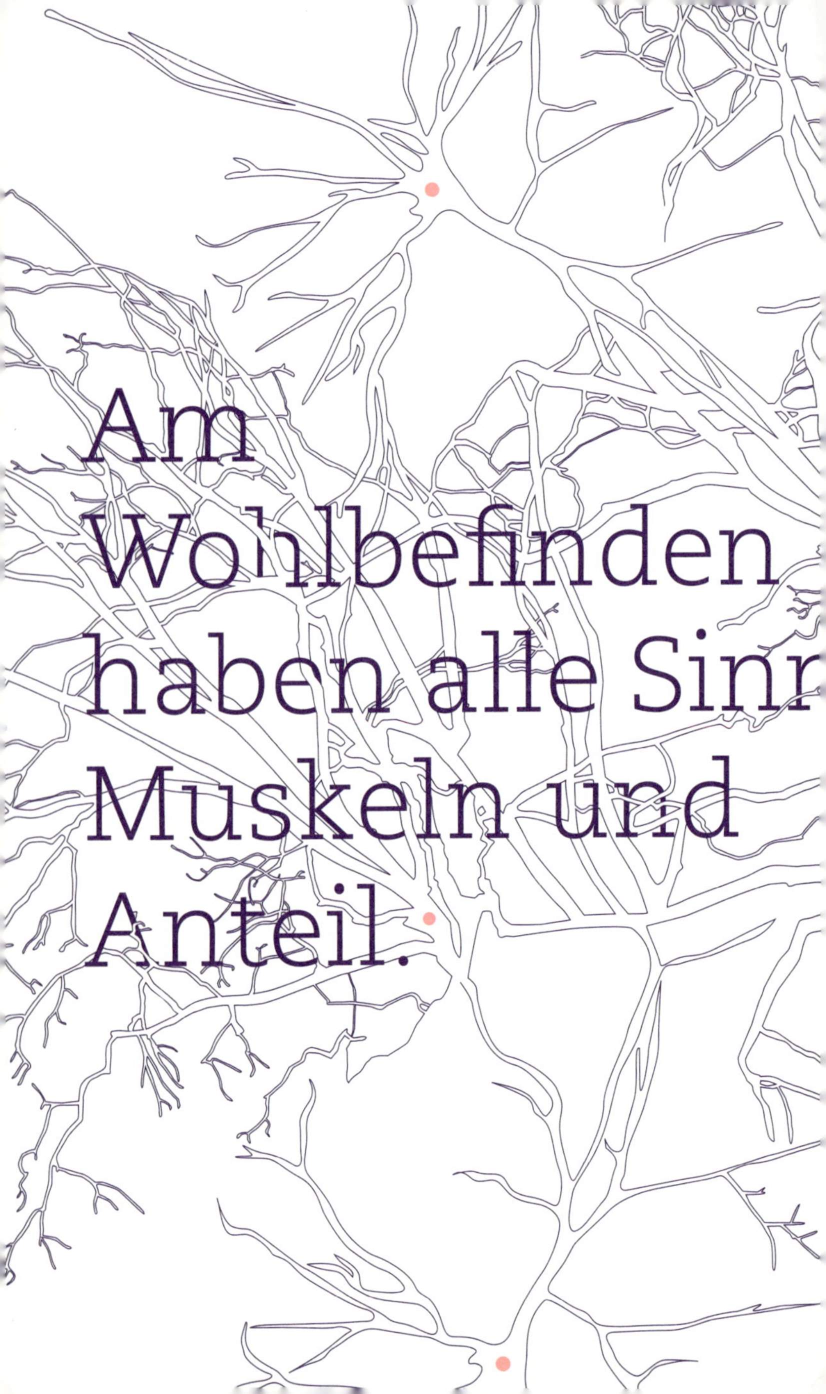

Am Wohlbefinden haben alle Sinn
Muskeln und
Anteil.

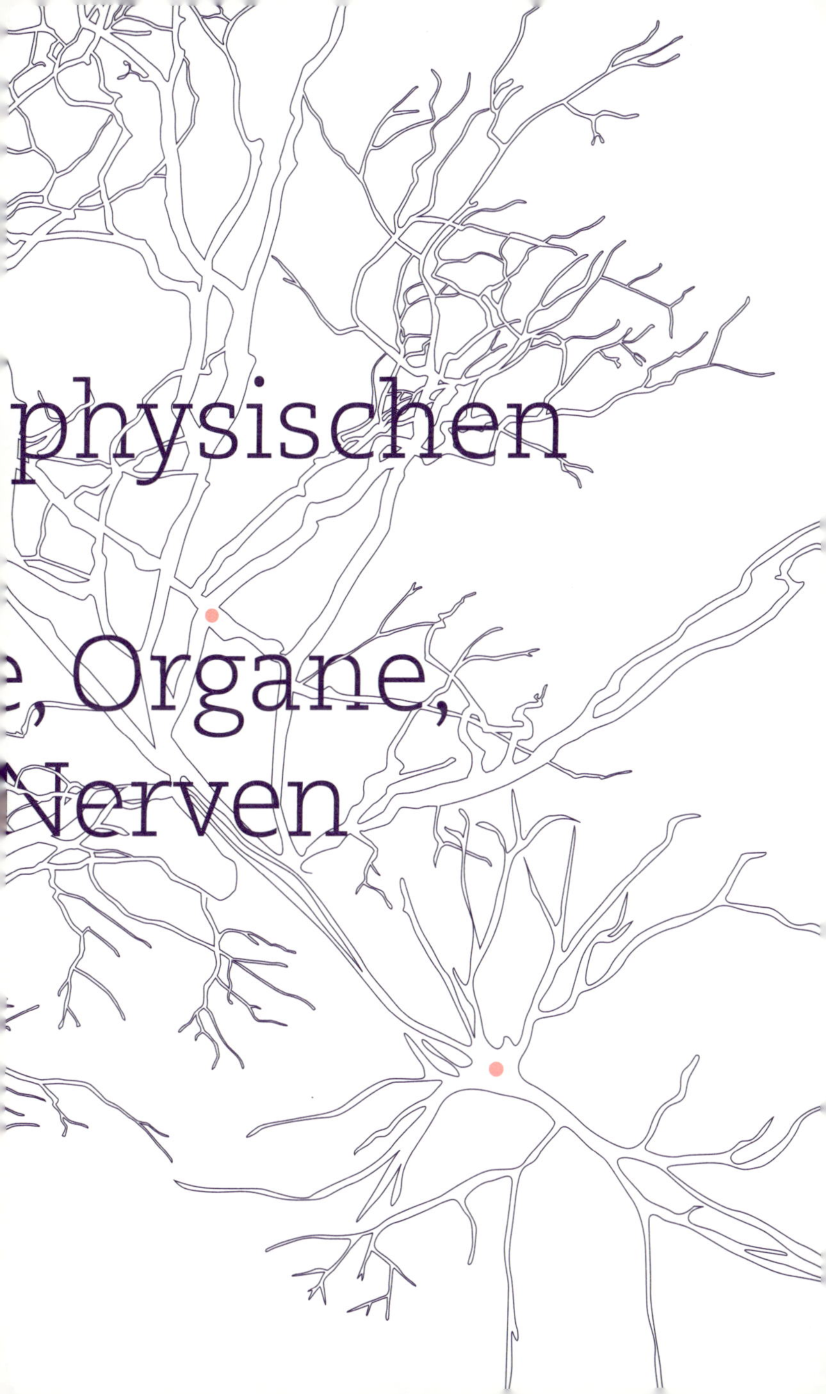

physischen

e, Organe,

Nerven

entsteht Verantwortung. Als Antwort auf Unsicherheit und Fraglichkeit in der Welt. Die Antwort gibt gegenseitige Verbindlichkeit und Sicherheit.

Zugänglich wird dem Menschen der Andere durch ein angeborenes Bindungsvermögen. Der Säugling kann bereits in Kontakt zu Anderen, seinen Bezugspersonen, treten. Da das Bindungsvermögen jedoch nur als Möglichkeit besteht, müssen er und eine Bezugsperson, etwa die Mutter, die Bindung aktiv herstellen, aus der eine doppelseitige, abhängige Beziehung hervorgeht, durch die der Säugling lernt, sich auch später gut in andere Menschen einfühlen und verbindliche Beziehungen herstellen zu können – er kann Freundschaften schließen und mit anderen einen rücksichtsvollen Umgang pflegen. Im gelungenen Umgang wird der Andere als dem eigenen Wesen verwandt erkannt und angenommen.

Bindung ist ein Begriff der Psychologie, der Philosophie und Soziologie und seit zwei Jahrzehnten auch der Neurobiologie. An der Herstellung der Bindung sind spezielle Nervenzellen – die Spiegelneuronen – beteiligt. Bindung charakterisiert den emotionalen Halt in der Wechselseitigkeit menschlicher Beziehungen. Ohne Bindung des Menschen an andere gäbe es kein Verstehen und Mitfühlen, und es könnte sich keine Gemeinschaft bilden. Auf das angeborene Bindungsverhalten eines Säuglings muss deshalb eine Reaktion folgen. Erfolgt sie nicht, erkrankt der Säugling: Kleinkinder, deren Eltern nicht adäquat auf sie reagieren, bemühen sich eine Weile um Aufmerksamkeit, ziehen sich aber beim Ausbleiben von Reaktionen in sich zurück und bleiben schlecht gebunden, denn die Qualität der Bindung bestimmt sich durch die Reaktion der ersten Bezugspersonen. Eine gute Bindung bedeutet Vertrauen in sich, in andere Menschen und in die Welt. Seine Bindungsqualität trägt der Mensch in jede Beziehung hinein. Auch in die Pflegebeziehung. In das Verhältnis von zu Pflegendem und Pfleger.

Die erste Aufgabe der Pflege ist das Herstellen einer guten Beziehung. Gefordert sind Einfühlungsvermögen und Sachkenntnis, um rasch Entscheidungen treffen zu können. Das ist der Weg, auf dem Pflegebedürftige erhalten, was sie zu ihrem Wohlbefinden brauchen und worauf sie ein Anrecht haben – ohne Wenn und Aber.

Bindungsqualität und die daraus resultierende Beziehungsqualität bilden den Stoff, aus dem Gemeinschaften bestehen. Sie schaffen die Möglichkeit, Kontakt für lange Zeit zu halten und gegenseitige Abhängigkeiten zu ertragen. Die Bindungsfähigkeit führt zum Grundvertrauen. Die gute Beziehungsqualität in der Pflege ebnet den Weg zum Ziel, die leiblichen und geistigen Fähigkeiten der Pflegebedürftigen zu verbessern, ihre Selbstständigkeit zu fördern und ihre Menschenwürde zu wahren.

Altindischer Ethik-Kodex für Pflegende

Samhita ist ein Begriff für die altindischen Textsammlungen der hinduistischen Weisheitsbücher Veda, Tantra und Ayurveda. Die *Samhita* ist um 1200 vor unserer Zeit entstanden und enthält ethische Regeln für ein korrektes Verhalten von Pflegenden:

- gutes Betragen, ausgezeichnet durch Aufrichtigkeit und Reinheit der Sitten
- anhänglich der Person gegenüber, der sie dienen
- voll Klugheit und Geschicklichkeit
- ausgestattet mit Güte
- geübt in jeder Art von Diensten, die ein Kranker fordern kann
- begabt mit gesundem Menschenverstand
- befähigt, Speisen und Krankenkost zuzubereiten
- geschickt im Baden und Waschen von Kranken
- wohlerfahren in der Kunst der Massage
- sicher im Bewegen und Heben der Kranken
- wohlgeschult im Richten und Reinigen der Betten
- imstande, Heilmittel herzustellen
- bereit, geduldig und geschickt, dem Leidenden zu dienen

- und niemals unwillig, etwas zu tun, was ihnen vom Arzt oder Kranken aufgetragen wird.

Für die Wartung und Pflege des Kranken eignet sich nur eine Person, die besonnen ist und ein gefälliges Benehmen hat, keinem etwas Übles nachredet, stark und aufmerksam ist, sorgfältig auf die Wünsche des Kranken achtgibt und genau und unermüdlich die Anweisungen des Arztes befolgt.

- Kenntnis über die Zubereitung und Anwendung von Hilfsmitteln

- Klugheit

- Hingabe an den Kranken und

- Reinheit des Körpers und der Seele.

- bereit, geduldig und geschickt, den Leidenden zu bedienen

Pflege ist politisches Handeln. Denn die Sorge um einen Menschen beinhaltet immer auch die Sorge um die Gemeinschaft, denn nur wenn sich die Gemeinschaft bewahrt, kann auch der Mensch überleben.

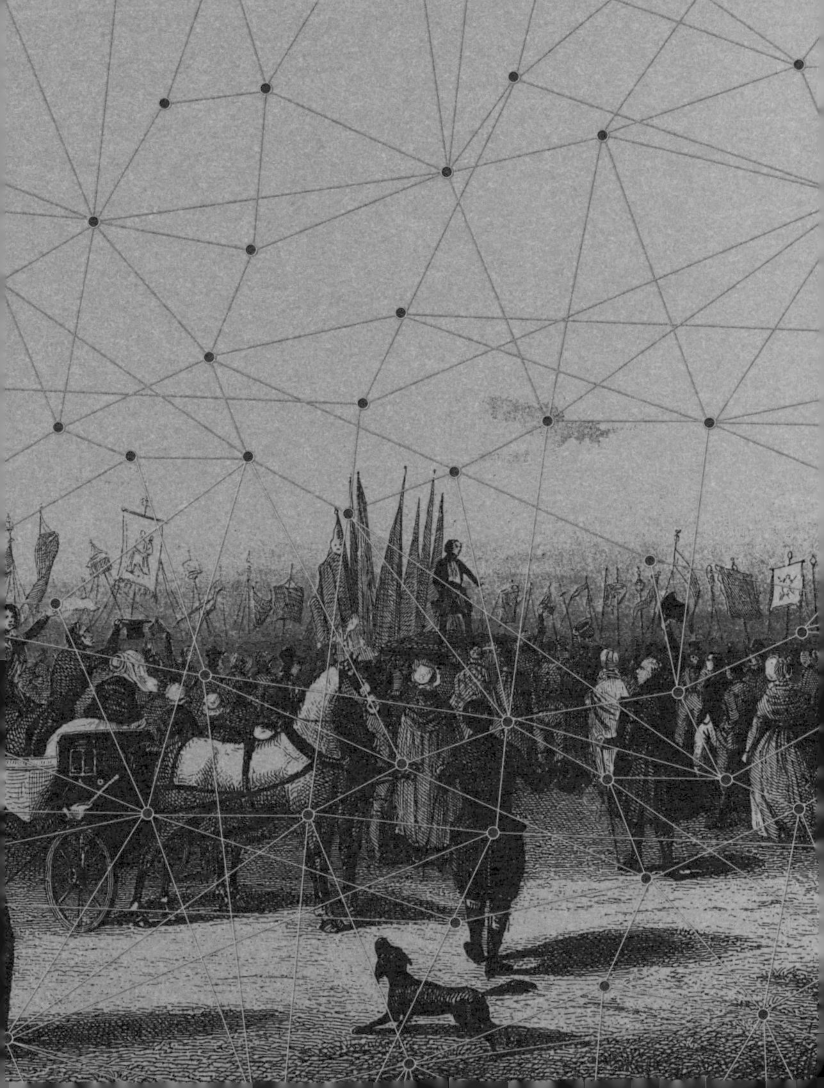

Staybutton –
eine Pflerabel

Mein Vater war Herrenschneider. Er fertigte Anzüge und Mäntel für seine Kundschaft wie auch für seine Familie und hatte ein kleines Atelier, nicht weit von unserer Wohnung entfernt, in dem ich ihn gern besuchte. Das Leben mit einem Vater als Schneider bestand darin, oft zu meinem Unmut, schon früh, schon als Kind, Träger von Maßanzügen sein zu müssen. Aber es bestand auch aus einer Zauberwelt des Handwerks und seiner Philosophie. Diese war so etwas wie ein Kodex der Qualität der Kleidungsstücke. Zur hohen Qualität eines Mantels gehörte beispielsweise, dass jeder Knopf mit einem Unternähknopf, auch Gegenknopf genannt, versehen war. »Diese Verbindung«, sagte mein Vater, »von Knopf und Gegenknopf ist unschlagbar: They are the champions«, summte er vor sich hin. »Der Gegenknopf«, sagte er, »ist unscheinbar, wie du siehst, aber dennoch fügt er sich wunderbar in die Gestalt etwa eines Mantels ein und ist eben das Zeichen einer hohen Qualität. Kaufe niemals einen Mantel ohne Gegenknöpfe.« Er behauptete, ohne sie würden die Knöpfe, einer nach dem anderen, zuerst die in der Spannung des Sitzens, schnell locker und gingen oftmals in der Hektik des Alltags verloren. Der Gegenknopf aber halte den Knopf, halte ihn aus der Spannung heraus und beide gemeinsam schützten so das wertvolle Tuch vor dem Zerreißen. Der Gegenknopf habe die äußerst wichtige Aufgabe, nicht nur für den Frontknopf, sondern für den gesamten Mantel zu sorgen, ihn zu pflegen und so seine Funktionen zu erhalten. Mein Vater liebte solche Schlüsse, die verdeutlichten, wie ein kleines hintergründiges, unscheinbares Ding eine große Wirkung hatte, für Überraschungen und Staunen sorgte und mit seiner Logik augenblicklich Vertrauen bildete. Der Gegenknopf repräsentierte sozusagen die Logik der Pflege, der Sorge und des Schutzes der Dinge und auch des Menschen. Die Welt war für meinen Vater gut mit Gegenknöpfen. Und bis heute trage ich eine von ihm gefertigte Jacke mit jenen Champions: Knopf und Gegenknopf.

Geräuschlos und gleichmäßig schwebten die Gondeln bergauf. Während er die Straße zum Ortsausgang erreichte, schien es ihm, als würden sie das Geröll des Gebirges hinauf kriechen, bevor sie in der Ferne kaum noch zu erkennen am Horizont verschwanden. Er würde die Gondelbahn zur Alm nehmen. Seit vier Jahren war er ein pensionierter Pflanzenkundler, ein Geobotaniker, um genau zu sein, der gern durch die Wiesen spazierte, die sein Blick ordnend aufgriff, die seinen Füßen eingeprägt waren aus der intensiven Zeit seiner professionellen Untersuchung der Gebirgsflora, die wuchs und blühte, die er glaubte zu hüten, wie ein Schäfer seine Schafe, indem er sich unermüdlich mit ihr beschäftigte, ihr lauschte, sie beschnupperte und berührte, sie fotografierte, sie bezeichnete und erkannte und sie beim Namen nannte – Wundklee und Schöllkraut, Johannes- und Leinkraut, Enzian und Arnika, Königskerzen, Blutweiderich, Malve, Eisenhut und Ochsenzunge, Thymian und Minze, Seifenkraut, Augentrost und Beerenklau, Knabenkraut und Frauenschuh.

Als er die Seilbahn erreicht hatte, löste er eine Karte für die Auffahrt zur Hütte. Ein freundlicher, viel jüngerer Mann fragte ihn, ob er auch die Rückfahrt lösen wolle. Das wollte er nicht. Er wollte zu Fuß zurück. »Man benötigt eine dosierte körperliche Anstrengung pro Tag. Das ist gut für das Herz«, sagte er sich. Der junge Mann lächelte, als hätte er die Gedanken des Pflanzenkundlers gelesen, der gleich seine Geschicklichkeit unter Beweis stellte, als er die Gondel bestieg, die zwar langsam fuhr, aber nicht anhielt. Er nahm Platz und schaute hinaus. Das Tal und die Häuser des Ortes, von dem aus er vor einer halben Stunde aufgebrochen war, entfernten sich, wurden kleiner, während die Weite der Landschaft sich entfaltete. Er dachte plötzlich an den Tod. Als würde er ihm ins Auge sehen, ohne jedoch zu erschrecken. Er war in der Stille vorhanden und in der Weite, wo alles seine Ordnung zu haben schien, wo aber kein Mensch mehr zu erkennen war. Der Pensionär war plötzlich dankbar, für seine Selbstständigkeit, die er so lange wie möglich erhalten wollte, und er wollte nicht zürnen, wenn er schwächer würde. Er müsste nur verstanden werden und er wollte nicht allein sein. Er trug seine alte Jacke, die groben Hosen und festen Stiefel mit gutem Profil, die er seit jeher zum Wandern anzog. Den Schuhen hatte er heute eine gute Portion Fett verabreicht und sie poliert, dass sie glänzten. An seiner Jacke hatte sich allerdings ein Knopf gelockert, den er jetzt skeptisch – da war er ganz der Sohn des Schneiders – betrachtete. Er hatte gestern Abend keine Lust dazu gehabt, ihn zu befestigen. Ein wenig vertraute er auf die Konstruktion mit dem Gegenknopf. »You can sew an additional stay button on buttons that are put under particular strain. A stay button is a second button that is approx. 1/3 smaller, and is attached on the wrong side of the fabric at the same time as the outer button«, zitierte er sein digitales Dictionary, mit dem er seine Merkfähigkeit trainierte. Der Gegenknopf (= *stay button*) war eine nachhaltige Konstruktion, die den Knopf sicher noch einen Tag halten würde. Er sprang leichtfüßig, zumindest tat er so, aus der sich weiter bewegenden Gondel, verließ die Station, beschritt tatkräftig seinen Weg und atmete tief die wunderbare Luft. Die Sonne beschien die geliebte Alm und ließ ihre Schönheit noch intensiver zur Geltung kommen. Die Blumen leuchteten weiß, orange gelb, magenta und blau. Der Geobotaniker bückte sich nach dieser und jener Pflanze, diesem und jenem Kraut, hin und wieder machte er ein Foto. Er sah in der Ferne Wanderer mit Stöcken und sogar eine Frau einen Kinderwagen schieben. Er traf auf Männer, welche die Wasserausleitungen des Weges reinigten, sodass ihm wieder einmal bewusst wurde, dass es an diesen Wegen viel zu tun gab, und es freute ihn, dass man die Wege pflegte, damit er sicher vorankam. Er grüßte die Männer mit ausgesuchter Freundlichkeit, um ihnen zu zeigen, wie sehr er ihre Arbeit schätzte. Später setzte er sich auf eine Bank, die zu einer Hütte gehörte, in den Schatten eines Baumes, um seine Mahlzeit einzunehmen. Brot, einen Apfel und Wasser. Er sinnierte darüber, dass es Orte gab, von denen aus man viele Wanderer sah und dann wieder Strecken, auf denen man niemandem begegnete. Beides ergab seinem Empfinden nach eine gute Ausgewogenheit zwischen Gemeinsamkeit und für sich sein, die ihm sehr gefiel. Auch gefiel ihm, dass es nicht nötig war, in die Karte zu sehen, die Strecke war gut ausgeschildert. Glücklich und zufrieden wanderte er ein paar Stunden lang über die Alm. Dann wurde es Zeit, den Rückweg anzutreten, den er beschlossen hatte zu Fuß hinabzusteigen. Er musste, so weit er sich erinnerte, vor Erreichen der Station links abbiegen und kam auf den Weg, der ihn durch einen Tannenwald in den Ort zurückführte.

Nun fand er zunächst einen etwas verrotteten Wegweiser, der ihn misstrauisch machte. Und schließlich nach einer Reihe beherzter Schritte, die er gegangen war, schien ihm, dass nicht nur der Wegweiser, sondern auch sein langjähriger Abstiegspfad ziemlich heruntergekommen war. Er spürte, dass der Weg ihm eine hohe Konzentration abverlangte, er war holprig und feucht. Aber er hasste es, aufzugeben, einen einmal gefassten Plan umzustoßen. Er wollte vorsichtig sein. Das hieß einfach, sich besonders zu konzentrieren, keinen Fehler zu machen, Fehler waren hier nicht erlaubt. Und er hatte schließlich Erfahrung. Er fühlte, dass er ins Schwitzen geriet. »Jey, jey, jey«, rief er aus, als er auszurutschen drohte, »Vorsicht, Vorsicht, Vorsicht.« Er rutschte ein wenig mit dem Geröll und tappte in schlammige Pfützen. Er hielt sich an einem sich ihm entgegenstreckenden Ast fest. Und er musste sich, glücklicherweise von niemandem beobachtet, mit den Händen auf dem Boden abstützen, also den aufrechten Gang aufgeben und kriechen. Er setzte sich auf seinen Hosenboden. Und er meinte verstopfte Wasserausleitungen zu sehen. »Zur Not habe ich mein Mobiltelefon«, sagte er sich. Hin und wieder hatte der Weg eine Stufe, aus geflochtenen Ästen mit Kies gefüllt. Baumwurzeln hatten sich aus der Erde gehoben. Die Sonne gelangte nicht hierher, um das Wasser verdunsten zu lassen. Das war also die Situation. Es waren zwei anstrengende Stunden, die so vergingen, dann war er im Tal. Er und auch seine Hose hatten die kleine Rutschpartie einigermaßen überstanden. Er war noch einmal davon gekommen. Aber er musste sich tadeln. Schließlich kamen in den Bergen häufig Unfälle vor, die etwas damit zu tun hatten, dass Menschen sich selbst und die Situation falsch einschätzten oder ein zu hohes Risiko in Kauf nahmen. Und er dachte daran, dass man sich um den Weg kümmern müsse, hatte dann aber den Eindruck, dass dieser Weg und sein Abstieg ins Tal ihm etwas sagen sollten.

Als er in seiner Unterkunft ankam und sich seine Jacke auszog, bemerkte er, dass er den Knopf, dessen Lockerheit ihm schon beim Anziehen der Jacke aufgefallen war, verloren hatte. »Schade«, sagte er. Auf der Innenseite der Jacke war noch der Gegenknopf. Dieser kleine tapfere Freund. »Du bist nicht Schuld«, sagte er, »ich bin es, ich müsste die richtigen Bedingungen schaffen.«

»Ja«, sagte der kleine Knopf zu sich, »so ist es, ich kann nur dann für den großen Knopf da sein, ihm den Rücken freimachen und ihn pflegen, wenn der Faden hält.« Der kleine Knopf war dem größeren immer zu Diensten und murrte niemals über die Schwere des *frontmans*, den er jetzt sehr vermisste, der immer eine gute Figur abgeben sollte, darin lag sein persönlicher Ehrgeiz.

Der Knopf, der *frontman* seinerseits, war im Geröll gelandet. Er hing im Wurzelgeäst und eine Tannennadel hatte ihn aufgespießt. Er fragte sich, ob auch sein Gegenpart mit ihm zusammen abgefallen war. Dann spürte er eine Regung auf seine Existenz: »Ich bin der Schuldige«, sagte der Weg unter ihm. »Wäre ich trockener, wäre der Mensch nicht ausgerutscht, wärest du nicht verloren gegangen.« »Dummkopf«, sagte der Berg zum Weg. »Du bist ein Weg schwieriger Kategorie. Dieser Mensch, der seinen Knopf verloren hat, hat in Wirklichkeit seinen Kopf verloren. Er ist nicht mehr sportlich genug für dich. Er kann das Gleichgewicht nicht halten und musste einmal wie ein Hund und einmal wie ein Krebs kriechen.« »Aber es ist ihm ja nichts passiert«, antwortete der Weg, »nur der Knopf ist jetzt hier. Vielleicht wird der Mensch zurückkommen und ihn suchen. Wir werden ihn an einer sichtbaren Stelle positionieren.«

»Wenn ich nicht gefunden werde«, sagte der Knopf, »muss man alle Knöpfe an der Jacke erneuern, weil es unsere Kollektion schon lange nicht mehr gibt.« Da schüttelte sich der Berg vor Lachen, sodass ein Kiesel den Knopf von der Tannennadel streifte und ihn ein Stück mit hinunter nahm. »Wenn wir dich hinunter zum Ort schaffen«, sagte der Weg, »wirst du vielleicht wieder gefunden. Ich bewirke das mit meinen Kräften, den Kieseln, sie rollen mit dir hinab. Aber sie sind nicht vorsichtig. Du musst es sein.« Und wieder lachte der Berg und brachte den Knopf mit den Kieseln zum Rollen. »Ich war eigentlich schon locker«, rief der Knopf, als er von Vorsprung zu Vorsprung hüpfte. »Zwar besaß ich einen Staybutton, der alles tat, mir Halt zu geben, aber wenn die gesamte Angelegenheit aus dem Faden läuft ...?« Wieder lachte der Berg und wieder kam das Geröll in Fahrt und der Knopf hüpfte von Vorsprung zu Vorsprung. Am Ende landete er auf dem Weg vor dem örtlichen Bergverein.

Als am nächsten Tag der Pensionär aus der Tür des Bergvereins trat, dem er etwas gespendet hatte, zur Unterstützung der Sanierungsmaßnahmen der Wege – und er hatte speziell auf den Wanderweg aufmerksam gemacht, auf dem er gestern abgestiegen war –, lag vor seinen Füßen der Knopf. Erstaunt hob er ihn auf und steckte ihn unauffällig in seine Tasche. Im Bergverein hatte man ihm erklärt, sein Weg gehöre einer schwierigen Kategorie an. Und er hatte wohl erkannt, dass man da etwas verlegen auf sein Alter anspielte. Hatte sich selbst aber nichts anmerken lassen. Dennoch hatte man auch zugegeben, dass einige Stufen neu angelegt werden müssten. Es gäbe sehr engagierte junge Menschen, die dem Verein bei der Wegsanierung halfen. Das hieß wohl, dass sie nicht bezahlt würden, was ihn traurig stimmte. Andererseits war er auch sehr stolz auf die jungen Menschen, die sich ohne Wenn und Aber für die Wege engagierten.

Er ging in seine Pension zurück und bat die Wirtin um Nadel und Faden, um den wiedergefundenen Knopf an die Jacke zu nähen. Er zog die Jacke aus und setzte sich mit Nähzeug und Jacke ans Fenster. Er trennte zuerst den Gegenknopf ab und legte ihn neben den Hauptknopf, wie er ihn jetzt nannte, auf das Fensterbrett. Er sah aus dem Fenster auf den geliebten Berg. Dann fädelte er den Faden in die Nadel, was ihm gut gelang. »Diese beiden sind ein starkes Team«, dachte er. Nur seiner Nachlässigkeit war es zu verdanken, dass sie getrennt worden waren. Aber nun konnte er das wieder gutmachen. Mit diesem Gedanken schlief er ein, ohne genäht zu haben. Plötzlich hörte er den Berg in ein großes Gelächter ausbrechen. Daraufhin erhob sich der Gegenknopf, nahm den Hauptknopf bei der Hand und sie schwebten hinaus aus der Tür des Hauses, die leere Straße entlang. »Wohin geht es denn«, fragte der Pensionär und folgte ihnen leicht und beschwingt. »Wir wissen, wo es gute Bedingungen gibt«, sagten die beiden fröhlich, »für dich. Wir spüren ja, wie du nachdenkst, wenn etwas gepflegt werden muss, der Button vom Staybutton, die Wasserausleitungen von den freiwilligen Helfern, die Pflanzen vom Gärtner und so weiter. Du suchst eine gute Pflege, weil es bald Zeit auch für dich ist. Und sie brachten ihn zu einem großen Haus, das er noch nicht gesehen hatte. Die Türen des Hauses öffneten sich und eine Hand streckte sich ihm entgegen und er wurde hineingebeten. Eine Gruppe von Frauen und Männern verschiedensten Alters empfing ihn und bat ihn auf einem sehr schönen Stuhl Platz zu nehmen. Sie lächelten ihn an und sagten, dass alles bereit sei für seine Ankunft und prophezeiten, dass er sich hier wohlfühlen werde. Jemand aus der Gruppe trat auf ihn zu, nahm seine Hand, schaute ihm in die Augen und lächelte ihn an. »Wir sind hier das Pflegepersonal«, sagte er. »Wir kennen uns, denn wir sind alle von derselben Art – wie Knopf und Gegenknopf. Der eine hält den anderen nur scheinbar, denn wichtiger ist, dass sie gut miteinander auskommen. So werden wir zusammen funktionieren. Schauen Sie diesen Ort an, er ist dazu da, anzukommen. Er hält Platz für alle Erinnerungen bereit. Sie können hier in Ruhe vor Anker gehen. Die Spiegel zeigen Ihnen an manchen Tagen Ihr Leben und Sie werden sich wohl fühlen darin. Die Korridore führen in die Nähe, die Fenster in die Weite. Sie hören Musik. Es werden Worte an Sie gerichtet, Sie werden empfangen. Sie spüren die gute Luft.« Sie spendeten ihm jetzt Beifall dafür, dass er sich hierher auf den Weg gemacht hatte. »Sie fragen sich sicher, was hier geschehen wird?«, fragte eine Frau, die sich aus der Gruppe gelöst hatte und auf ihn zutrat. Sie war mittleren Alters und reichte ihm ein Glas Wasser. Sie sagte: »Wir lernen einander kennen und leben hier zusammen.« Wieder trat eine der Frauen aus der Gruppe heraus. »Wir nehmen in unsere Verantwortung, die Bedingungen zu schaffen, dass wir alle gut miteinander umgehen und einander verstehen. Das ist nicht immer leicht, aber immer ist es zum Guten. Niemand hat einen Grund, einem anderen etwas nachzutragen, wenn er ihn verstanden hat. Wenn wir einander verstehen, können wir auch streiten ohne Schmerz. Jeder ist der, der er ist, eine Persönlichkeit.« »Manch einer der Bewohner arbeitet im Garten und beschäftigt sich mit den Pflanzen, vielleicht wäre das auch etwas für Sie«, sagte ein kleinerer Mann. Der Pensionär nickte und wurde in den Garten geführt. »Wenn Sie etwas nicht können, nehmen wir Sie bei der Hand. Sie werden erfahren, dass das kein Problem ist, und darauf kommt es auch an, dass das kein Problem ist.« »Sie verstehen, was wir meinen«, sagte eine andere Frau. Ob Sie nun in der Rolle des Pflegers sind oder in der des Bewohners. Sie wissen jeweils, was zu tun ist und was gebraucht wird. Wenn Sie etwas vergessen, werden Sie daran erinnert.«

Manche der Bewohnerinnen und Bewohner waren sehr alt. Sie sahen ihm in die Augen und grüßten ihn. »Gehören Sie nicht zu uns?«, fragte ein Mann, der sehr schick aussah, »kommen Sie zu unserem Nachmittagssingen. Sie werden sich an unsere alten Lieder erinnern.« »Danke«, sagte der Pensionär mutig, da es ihm nicht leichtfiel, etwas abzulehnen, »aber Singen, das ist nichts für mich.« Und der andere sagte, »Na, dann findet sich etwas anderes, wir sind hier frei, und das ist das Schönste«. Der Pflanzenkundler spürte, dass etwas im Gange war. Etwas, das ihn freudig erregte. Sicher war es interessant, die Natur zu beobachten, die Gärten und Wiesen, die Berge und Gewässer. Aber das Aufregendste war doch das Zusammenleben der Menschen. Diese Menschen hier hatten etwas, das dieses Zusammensein attraktiv machte, selbst wenn man dieses und jenes Dilemma mit sich herumtrug.

»Hier gibt niemand auf«, sagte die Pflegerin, die seine Überlegungen zu erraten schien. »Sie können Musik machen, Sie können malen und Sport treiben, Sie können in den Garten, Sie können eben aktiv sein. Aber Sie brauchen keinen Stress, wie auf Ihrem gestrigen Abstieg, Sie tragen hier keine besondere Verantwortung. Sie können loslassen. Es gibt keine hohen Anforderungen an Sie und trotzdem werden Sie in der Welt sein, mit uns, mit all ihren Sinnen. Dafür sorgen wir.« Die Menschen, denen er hier begegnete, kamen auf ihn zu, als wäre er ein alter Bekannter. Und jetzt verstand der Pflanzenkundler: Käme er hierher, in dieses Haus, käme er nach Hause. »Kommen Sie bald wieder«, sagte die Frau, die ihm das Glas Wasser gegeben hatte, als er sich an der Tür fand. Er hielt plötzlich wieder die Knöpfe in der Hand. »Wie heißt dieses Haus hier?«, fragte er die Frau an der Tür. »Wir heißen Staybutton«, antwortete sie. Da wachte der Pensionär auf, ergriff Nadel und Faden und nähte seine beiden Knöpfe an die Jacke. »Ich danke euch«, sagte er. »Eines Tages werden wir dieses Haus finden und dort einziehen.«

Moderner Ethik-Kodex für Pflegende

International Council of Nurses (ICN)

PRÄAMBEL

Pflegende haben vier grundlegende Aufgaben: Gesundheit zu fördern, Krankheit zu verhüten, Gesundheit wiederherzustellen, Leiden zu lindern.

Es besteht ein universeller Bedarf an Pflege.

Untrennbar von Pflege ist die Achtung der Menschenrechte, einschließlich des Rechts auf Leben, auf Würde und auf respektvolle Behandlung. Sie wird ohne Unterschied auf das Alter, Behinderung oder Krankheit, das Geschlecht, den Glauben, die Hautfarbe, die Kultur, die Nationalität, die politische Einstellung, die Rasse oder den sozialen Status ausgeübt.

Die Pflegende übt ihre berufliche Tätigkeit zum Wohle des Einzelnen, der Familie und der sozialen Gemeinschaft aus; sie koordiniert ihre Dienstleistungen mit denen anderer beteiligter Gruppen.

KODEX

 # 1
PFLEGENDE UND IHRE MITMENSCHEN

Die grundlegende berufliche Verantwortung der Pflegenden gilt dem pflegebedürftigen Menschen.

Bei ihrer beruflichen Tätigkeit fördert die Pflegende ein Umfeld, in dem die Menschenrechte, die Wertvorstellungen, die Sitten und Gewohnheiten sowie der Glaube des Einzelnen, der Familie und der sozialen Gemeinschaft respektiert werden.

Die Pflegende gewährleistet, dass der Pflegebedürftige ausreichende Informationen erhält, auf die er seine Zustimmung zu seiner pflegerischen Versorgung und Behandlung gründen kann.

Die Pflegende behandelt jede persönliche Information vertraulich und geht verantwortungsvoll mit der Informationsweitergabe um.

Die Pflegende teilt mit der Gesellschaft die Verantwortung, Maßnahmen zugunsten der gesundheitlichen und sozialen Bedürfnisse der Bevölkerung, besonders der von benachteiligten Gruppen, zu veranlassen und zu unterstützen.

Die Pflegende ist auch mitverantwortlich für die Erhaltung und den Schutz der natürlichen Umwelt vor Ausbeutung, Verschmutzung, Abwertung und Zerstörung.

2
PFLEGENDE UND DIE BERUFSAUSÜBUNG

Die Pflegende ist persönlich verantwortlich und rechenschaftspflichtig für die Ausübung der Pflege sowie für die Wahrung ihrer fachlichen Kompetenz durch kontinuierliche Fortbildung.

Die Pflegende achtet auf ihre eigene Gesundheit, um ihre Fähigkeit zur Berufsausübung zu erhalten und sie nicht zu beeinträchtigen.

Die Pflegende beurteilt die individuellen Fachkompetenzen, wenn sie Verantwortung übernimmt oder delegiert.

Die Pflegende soll in ihrem beruflichen Handeln jederzeit auf ein persönliches Verhalten achten, das dem Ansehen der Profession dient und das Vertrauen der Bevölkerung in sie stärkt.

Die Pflegende gewährleistet bei der Ausübung ihrer beruflichen Tätigkeit, dass der Einsatz von Technologie und die Anwendung neuer wissenschaftlicher Erkenntnisse vereinbar sind mit der Sicherheit, der Würde und den Rechten der Menschen.

 # 3
PFLEGENDE UND DIE PROFESSION

Die Pflegende übernimmt die Hauptrolle bei der Festlegung und Umsetzung von Standards für die Pflegepraxis, das Pflegemanagement, die Pflegeforschung und Pflegebildung.

Die Pflegende wirkt aktiv bei der Weiterentwicklung der wissenschaftlichen Grundlagen der Profession mit.

Durch ihren Berufsverband setzt sich die Pflegende dafür ein, dass gerechte soziale und wirtschaftliche Arbeitsbedingungen in der Pflege geschaffen und erhalten werden.

 # 4
PFLEGENDE UND IHRE KOLLEGEN

Die Pflegende sorgt für eine gute Zusammenarbeit mit den Kollegen aus der Pflege und anderen Professionen.

Die Pflegende greift zum Schutz des Patienten ein, wenn sein Wohl durch einen Kollegen oder eine andere Person gefährdet ist.

#4
Kulturgeschichte der Pflege

Der Sinn des Wissens kann an der Kontinuität abgelesen werden, mit der es von Generation zu Generation und über die Kulturen hinweg tradiert wird. Wenn der Faden nirgends beginnt und nie abreißt, ist davon auszugehen, dass es sich um etwas für den Menschen Wesentliches handelt. Die Absicht einer Kulturgeschichte der Pflege liegt darin, Sinn und Kontinuität der Pflege durch die Zeiten hindurch zu verfolgen.

Erst wird das Pflegewissen mündlich in Erzählungen weitergegeben – in den Mythen der Völker –, dann wird es in Stein gemeißelt, später auf Papyrus und Papier geschrieben und am Ende wird es digital aufbewahrt.

Pflege ist so alt wie die Menschheit. Sie ist aber nicht eine unter vielen Tätigkeiten des Menschen, sondern ein unmittelbares Element seines Daseins. Weniger eine Tätigkeit als eine innere Haltung und ein Ausdruck des Weltverständnisses.

Als Teil von Mythen ist Pflege eingebunden in den Alltag. Krankheit und Verletzung gelten in frühen Gemeinschaften als Risse in der Ordnung des Einzelnen und im Gefüge der Gemeinschaft, die geschlossen werden müssen. Sie sind durch Dämonen und göttliche Mächte verursacht. Umgekehrt sind es auch Götter und Dämonen, die die Versehrtheit wieder aufheben und die dafür sorgen, dass Pflegebedürftige Schutz und Pflege erhalten.

Der Mensch pflegt sich selbst. Er pflegt auch andere Menschen. Und er pflegt Tiere und Pflanzen – das ist seine Naturpflege. Wenn er sein Wissen und Können, seine Überlieferungen und von ihm erzeugte Dinge pflegt – ist das seine Kulturpflege.

Die Kulturgeschichte der Pflege zeigt, wie sich Sorge und Verantwortung der Menschen wandeln. Den Anfang macht die intuitiv motivierte Pflege in der archaischen Zeit. Ihre Bewusstwerdung erfolgt in der Antike und wird angesehen als moralische, für eine Gemeinschaft notwendige Aufgabe. Im Mittelalter ist die Pflege ein Gebot der Nächstenliebe, die Renaissance macht die Pflege allmählich zu einem Beruf der Frau, und die Aufklärung ordnet Pflege systematisch ein in den sozialen Bereich der Gesellschaft. Heute ist Pflege ein bis ins Detail strukturierter und professionalisierter Bereich des Sozialen.

ARCHAISCHE ZEIT – JÄGER UND SAMMLER

Mit Ausprägung patriarchaler Strukturen gehört Pflege in den Lebensbereich der Frau. Als Mutter stillt sie ihre Kinder und pflegt sie. Zu ihren Aufgaben gehören auch die Pflege des Feuers, das Sammeln von Nahrung, das Wissen über Maßnahmen zur Geburtenkontrolle wie auch die Kenntnis von Kräutern und deren Nutzen für die heilende Pflege. Bereits die sechsjährigen Mädchen der australischen Aborigines kennen alle Pflanzen ihres Territoriums sowie deren Wirkung. Skelette von Menschen mit schweren Verletzungen und Erkrankungen aus der Zeit vor 10 000 Jahren belegen, dass sie gepflegt wurden, da sie noch viele Jahre mit den Verletzungen lebten, an denen sie ohne Pflege gestorben wären. Weise Frauen, Schamaninnen und Kräuterfrauen haben Pflege und Medizin schon früh zu einer hohen Kunst entwickelt, in der Medizin und Pflege eine Einheit bilden. Bekannt sind schmerzlindernde, fiebersenkende und blutstillende Kräuter als pflegerische, therapeutische Maßnahmen.

ANTIKE

Menschen der Hochkulturen sind sesshaft. Sie wohnen in festen Häusern und betreiben Ackerbau und Viehzucht. Sie pflegen den Erdboden sowie das Haus und die Tiere. Ihr Wissen über Pflege haben sie von Jägern und Sammlern der archaischen Zeit übernommen und weiterentwickelt. Bei ihnen üben auch Männer den Beruf des Arztes aus, aber die Einheit von Heilen und Pflegen bleibt bestehen. Arbeitsmittel sind magische Gegenstände und Zauberformeln, ebenso Kräuter, Drogen und besondere Behandlungsmethoden.

Im Indien vor 5000 Jahren gibt es bereits Krankenhäuser in großer Zahl. Hier sind Medizin und Pflege getrennt. Pfleger sind sehr gut ausgebildet, da an sie hohe fachliche und moralische Ansprüche gestellt werden.

Im Mesopotamien der Mitte des 3. Jahrtausends vor unserer Zeit sind mehr als 800 Heilrezepte bekannt. Einer der ältesten Schrifttexte zur Pflege ist der *Kodex Hammurabi* aus Babylon von 1790, ein 2,25 Meter hoher schwarzer Basaltstein – der heute im Pariser Louvre steht –, in den König Hammurabi die Gesetze seines Reiches meißeln lässt. Der Kodex sieht auch vor, dass sozial Schwachen und Pflegebedürftigen Schutz gegeben wird. Er enthält straf-, zivil- und handelsrechtliche Gesetze, unter denen sich auch Gesetze zur Praxis der Ärzte und Hebammen finden.

Die Germanen haben ein Gastrecht, das sie verpflichtet, Fremden drei Tage Unterkunft und Pflege zu gewähren,

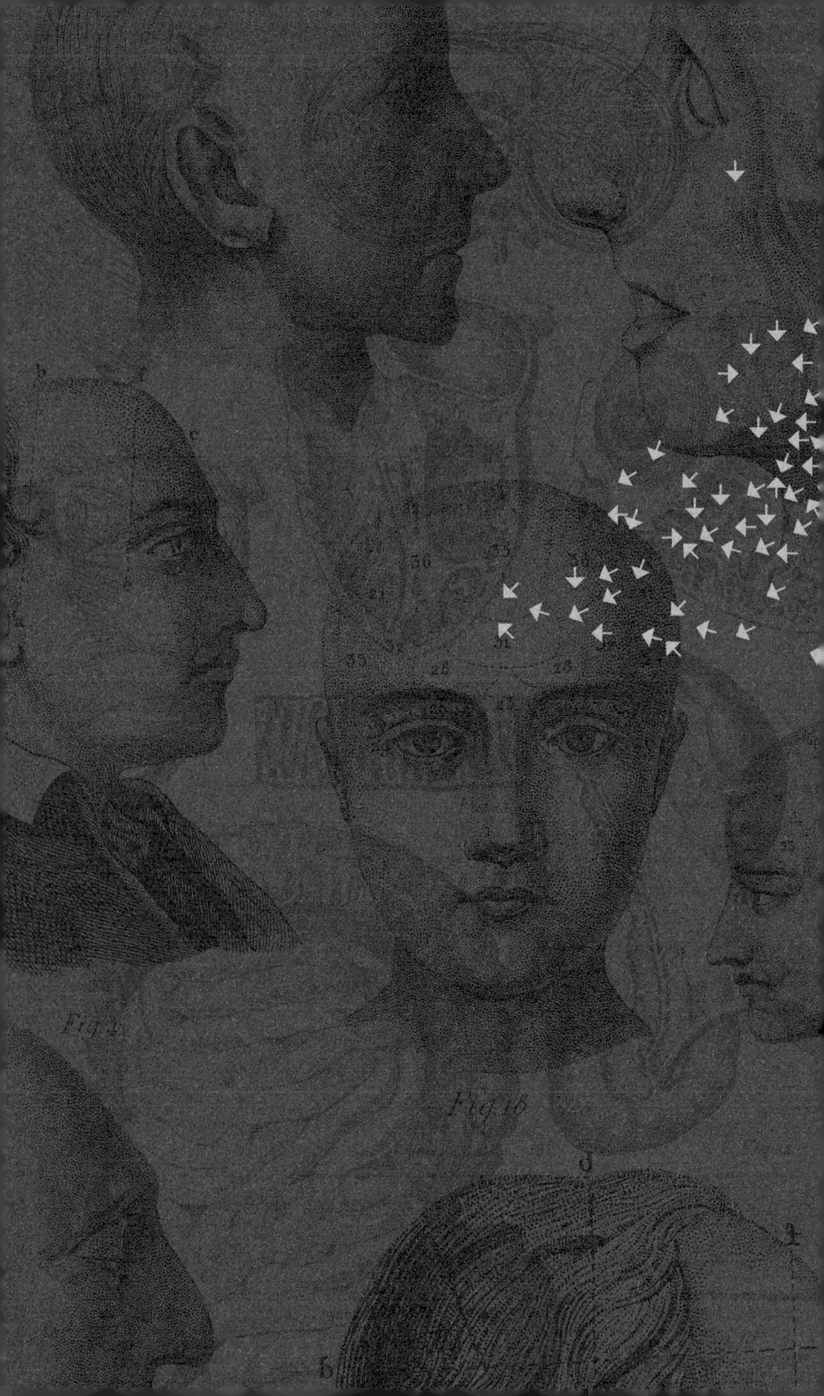
Fig. 1.
Fig. 16

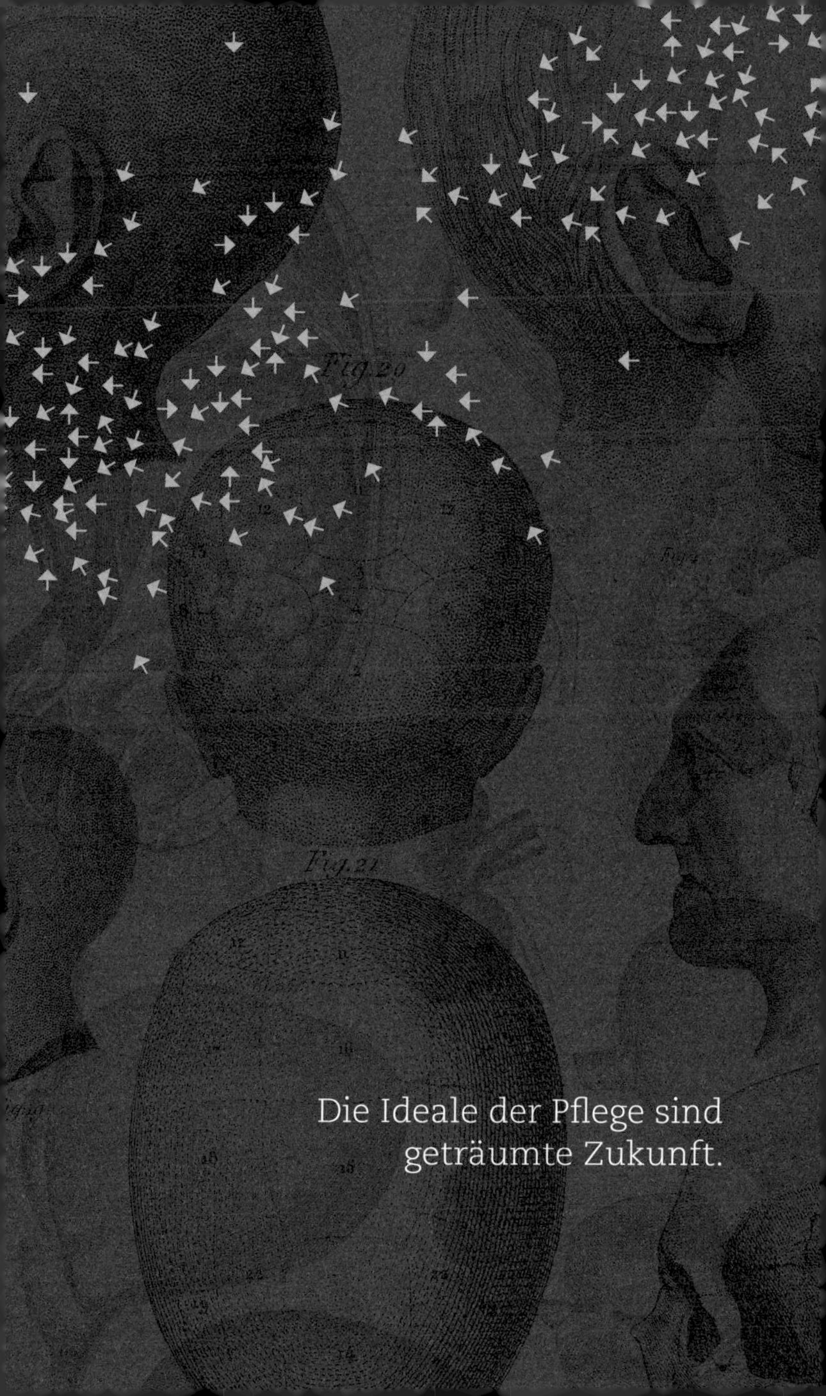

Die Ideale der Pflege sind
geträumte Zukunft.

ihnen Essen und Trinken zu geben. Danach müssen sie ihnen den Weg ihres Zielortes weisen oder sie an Nachbarn und Verwandte weitergeleiten.

Im antiken Griechenland werden der Pflege ein Haus und eine Wissenschaft zugeordnet. Asklepios, der Gott der Heilkunst, gibt ihnen das Haus, und Hippokrates, der Arzt, die Wissenschaft. Die Heiligtümer des Asklepios sind Pflegetempel. Ausgestattet mit Bädern, Sportstätten, Gasthäusern und Theatern. Ein antikes Wellness-Zentrum, in dem Körper und Geist kultisch gepflegt werden. Die Stätten werden seit dem 6. Jahrhundert vor unserer Zeit von Kranken, Alten und Obdachlosen besucht, die einem Orakel lauschen, Ratschläge für ihr Leiden von Tempeldienern – den *therapeutes* – empfangen und sich zum Heilschlaf niederlegen. Sie legen sich auf *Klinen*, bettartige Gestelle, von denen sich der Begriff *Klinik* herleitet. Diese Tempel sind im 4. und 3. Jahrhundert vor unserer Zeit in ganz Griechenland verbreitet.

In der Wissenschaft entsteht eine Disziplin, die sich aus Heilkunst und Pflege zusammensetzt. Ihr Begründer Hippokrates fasst beide in eine Einheit zusammen. Gesundheit ist Harmonie und Krankheit Disharmonie, weshalb Pflege darin besteht, die Harmonie wieder herzustellen. Hippokrates ist der Schutzpatron der Pfleger. Seine medizinische *Diätetik* bedeutet *gesunde Lebensweise,* seine Heilkunst ist präventiv und bedeutet den pflegsamen Umgang des Menschen mit sich selbst. Für die rechte Lebensart hat Hippokrates Regeln aufgestellt, an denen Ärzte sich noch heute orientieren, etwa die Krankenbeobachtung, die ärztliche Schweigepflicht und die rationale Analyse, die Ätiologie:

Sie ersetzt die Erklärungen einer Krankheit als Folge magischer Kräfte.

Eines der ersten Krankenhäuser der Römer ist das *Valetudinarium*. Ein Krankenhaus für Legionäre. *Valetudo* heißt *Krankheit*. Ihre Entstehung fällt in die Regierungszeit des Kaisers Augustus. Auch für Sklaven gibt es Krankenhäuser, denn die Pflege soll ihre wertvolle Arbeitskraft erhalten.

MITTELALTER UND CARITAS – DIE CHRISTLICHE FORM DER PFLEGE

Neben der Pflege aus Not und Tradition entsteht im Christentum die Pflege als Gebot der Nächstenliebe – die Caritas. Das Lateinische Wort *caritas* bedeutet *teuer* und *lieb* und bezieht sich auf die Liebe zu Hilfebedürftigen. Es meint uneigennützige und praktische Wohltätigkeit. Ihre Basis ist eine geistige Haltung zur Welt. Caritas erwächst aus der Sorge um das Heil des Menschen. Dabei findet eine Verlagerung der Pflege vom Körper auf die Seele statt – die Seelsorge. Caritas ist Nächstenliebe.

Im Rahmen des oströmischen Christentums entsteht ein erstes Krankenhaus um das Jahr 370. Gegründet von Basilius dem Großen. In dieser Einrichtung, dem *Xenodochaeion* – *xeno* heißt *fremd* und *dochaim aufnehmen* –, werden Kranke, Arme, Alte und Pilger aufgenommen, versorgt und gepflegt. Mit dem *Xenodochaeion*, dem Gasthaus und Hospital – *hospes* heißt *Gast* –, beginnt die christlich-abendländische Geschichte von Krankenhaus und Pflege. Mit einem Pflegehaus nur für alte Menschen – dem *Gerontokomeion* – drückt sich eine erste Differenzierung der Pflege räumlich aus.

Bekannt ist, dass Klöster die Orte der Pflege der Kultur und der Literatur sind. Zugleich aber sind sie im Abendland die ersten Orte der Pflege des Menschen. Im 6. Jahrhundert entstehen die ersten Pflegehäuser in den Benediktinerklöstern. Benedikt von Nursia gilt als der Begründer der organisierten klösterlichen Pflege. Die von ihm verfasste Ordensregel gibt den Klöstern einen festen Bauplan vor, in dem auch Pflegehäuser vorgesehen sind – das Armenhaus, das Gästehaus und für die Mönche ein Krankenhaus. Christliche Pflicht ist auch, außerhalb der Klöster seelsorgerisch tätig zu sein. Deshalb arbeiten Mönche seelsorgerisch in einer Gemeinde.

Bis zur Entwicklung der modernen Medizin im 18. Jahrhundert gelten die Schriften des Hippokrates, erweitert durch Galenos, Pedanius Dioskurides und dem persischen Arzt Avicenna, der schon im 10. Jahrhundert Abhandlungen über Tuberkulose und Diabetes, über Krebs und die Wirkung von Klima, Musik und Umwelt auf die Gesundheit verfasst.

Die ersten Hilfswerke werden zur Zeit der Kreuzzüge gegründet. Hervorgegangen aus Lazaretten entstehen 1115 die Templer, 1135 die Johanniter, 1198 der Deutschritterorden und 1199 die Malteser. Ihr Ziel ist die karitative Unterstützung und Pflege von Verwundeten, Behinderten und Kranken. Den Johannitern und Maltesern gehören noch heute karitative Institutionen.

Hildegard von Bingen gründet 1150 ein Kloster, das sie mit 20 Nonnen bezieht. Mit ihrem großen Wissen über Pflanzen und ihre Wirkungen auf den Menschen sowie über den Einfluss von Körperübungen auf Geist und Seele schreibt sie Texte über eine gesunde Lebensweise. Wie viele Klöster hat auch Hildegard zur Heilung und Pflege einen Kräutergarten, das *Herbarium*, eingerichtet. Sie wird zur Schutzpatronin der Krankenschwestern und der Krankenpfleger. Elisabeth von Thüringen gründet um 1230 ein Hospital für Außenseiter, in dem sie Zerlumpte einkleidet, Obdachlose beherbergt und Gefangene im Gefängnis besucht. Und 1338 gründet Konrad Mendel ein Zwölfmännerhaus für nicht bettlägerige arme, alte Handwerker, um ihnen einen erträglichen Lebensabend zu sichern. Solche privaten Initiativen schließen von der Gemeinschaft gelassene Lücken der Pflege.

Im Spätmittelalter schreiten Technik und Handel voran, machen das Bürgertum wohlhabend und geben ihm politischen Einfluss. Im 12. Jahrhundert gründen die Bürger Europas Städte. Die unzähligen Kriege infolge der Konkurrenz und Feindschaft von Stadt (Bürgertum) und Land (Adel) und das Eindringen der Pest nach Europa stellen die Lazarette und Krankenhäuser vor große Aufgaben. Unzählige Verwundete und Kranke sind zu versorgen, für deren Pflege sich die Kirche verantwortlich fühlt.

NEUZEIT UND INDUSTRIE

Die Renaissance ist eine Zeit des Aufbruchs und der Erneuerung. Das Wissen ist nicht mehr ausschließlich an die Religion gebunden. Der Künstler und Wissenschaftler Leonardo da Vinci formuliert, dass die Mutter aller Erkenntnis die Erfahrung sei. Zugleich werden Anatomie, Kräuterkunde und Pflege, Chirurgie und innere Medizin in einer größeren Einheit gesehen. Der Arzt Paracelsus gibt eine umfassende Darstellung der Heil-, Lebens- und Pflegekunst heraus, die die alten Autoritäten relativiert. Therapien mit Kräutern werden verfeinert, neue Überlegungen zur Geburtshilfe vorgestellt, und die Möglichkeit, menschliche Leichname zu sezieren, präzisiert die Anatomie des menschlichen Leibes. So kann 1603 William Harvey das erste Mal über die bahnbrechende Idee des großen Blutkreislaufs sprechen. Mit dem ökonomischen und politischen Aufstieg der Bürger zerfällt nach und nach die Klosterbewegung, doch die klösterlichen Pflegeinstitutionen werden in den Städten in gewandelter Form als Armen- und Siechenhäuser fortgeführt.

Mit dem Fortschritt und der Verfeinerung der Medizin entwickeln sich Medizin und Pflege auseinander und zerfallen in zwei getrennte Bereiche, die erst in der Gegenwart wieder als zusammengehörig betrachtet werden.

Im 18. Jahrhundert fühlen sich die aufgeklärten Fürsten für die Wohlfahrt des Staates verantwortlich und fördern deshalb alles, was dem Staat nützt. Als Basis dafür wird die Gesundheit der Untertanen angesehen, denn ihre Arbeitskraft muss gepflegt werden, wenn es dem Staat gut gehen soll. Deshalb etablieren die Fürsten eine öffentliche Gesundheitspflege.

Mit der Entwicklung der Industrie gibt es eine Flucht vom Land in die Städte, wodurch sich die hygienischen und sozialen Lebensbedingungen dramatisch verschlechtern, was Menschen veranlasst, sich in der Pflege und im systematischen Organisieren von Pflege zu engagieren, da staatliche Institutionen und Privatunternehmen nicht in der

Lage sind, rasch das Nötigste – etwa eine erste Hilfe – zu leisten. Deshalb etablieren sich in der zweiten Hälfte des 19. Jahrhunderts Wohlfahrts- und Hilfsverbände, in der Frauen, seit dem Christentum nahezu das einzige Pflegepersonal, eine entscheidende Rolle spielen, wie Amalie Sieveking, Florence Nightingale und Agnes Karll.

Die Hamburger Senatorentochter Amalie Sieveking gründet 1832 den *Weiblichen Verein für Armen- und Krankenpflege*. Sie organisiert Hilfe und Pflege auf praktische, einfache und intelligente Weise. In ihrer Zeit gibt es viele Arbeitslose, überlastete Mütter und viele Familien, die sich keinen Kinderwagen leisten können. Sie löst die Situation in einem dreiteiligen Maßnahmenbündel: Sie lässt Kinderwagen bauen, in denen die Arbeitslosen die Kinder gegen Bezahlung ausfahren. Die Kinder sind an der frischen Luft und haben Kontakt, die Mütter haben Muße und die Arbeitslosen ein Einkommen.

Die Engländerin Florence Nightingale etabliert eine systematisch-logische Pflegeausbildung für Pflegerinnen und verhilft dem Pflegeberuf zu gesellschaftlicher Anerkennung. Für sie ist Krankenpflege keine Heimarbeit, sondern eine Kunst und bedarf einer ebenso ernsten Vorbereitung und einer ebenso großen Hingabe wie das Werk eines Malers oder Bildhauers. Denn was ist die Arbeit an blasser Leinwand und an kaltem Marmor im Vergleich zur Arbeit am menschlichen Körper, dem Tempel für den Geist Gottes? Sie verfasst die ersten pflegetheoretischen Texte und eröffnet 1860 die erste Krankenpflegeschule in London für Frauen, denn in ihrer Zeit wird Pflege noch nahezu ausschließlich von Frauen betrieben. Heute ist die höchste

Auszeichnung, die Pflegern verliehen werden kann, die Florence-Nightingale-Medaille.

Henry Dunant gründet 1864 das Rote Kreuz, um Verwundeten des Krieges Erste Hilfe zu bieten. Max von Pettenkofer hat seit 1865 den ersten Lehrstuhl für Hygiene inne. Bis dahin gibt es für Ärzte in Praxen und Krankenhäusern keine Hygienevorschriften. Hygiene ist die Lehre von der Verhütung von Krankheit und fördert und festigt die Gesundheit. Hygeia – die Tochter des Asklepios – ist die griechische Göttin der Gesundheit und Schutzpatronin der Apotheker. Hygiene ist Prävention und Pflege.

1888 gründet der Zimmermann Gustav Dietrich mit fünf Zimmerleuten den Arbeiter-Samariter-Bund (ASB), um bei Unfällen in Fabriken und auf Baustellen rasch eine Erste Hilfe leisten zu können.

Weil Pflegerinnen täglich mehr als zehn Stunden arbeiten, wenig verdienen und kaum Rechte haben, gründet Agnes Karll – eine Pionierin der freiberuflichen Krankenpflege – im Jahr 1903 eine erste Berufsorganisation für Pflegende, aus der später der Deutscher Berufsverband für Pflegeberufe e.V. (DBfK) und, gemeinsam mit englischen und US-amerikanischen Institutionen, das International Council of Nurses (ICN) hervorgehen.

DAS 20. JAHRHUNDERT

Im modernen Verfassungsrecht verweisen die Menschenrechte auf die Würde des Menschen. Jeder Mensch ist einmalig. Einzigartig. Unverwechselbar. Ein Singulär. Es gibt so viele Individualitäten wie es Menschen gibt. Um dem Individuum gerecht zu werden, ist Pflege immer personenzentriert. Daher liegt das Kunststück der Pflege darin, trotz Einzigartigkeit des Menschen eine Brücke zu anderen herzustellen und im Zusammensein mit anderen den Sinn einer Gemeinschaft zu sehen. Aus dieser Diskrepanz heraus lebt jede Gemeinschaft.

Altenheime und Altenpflege entstehen in Europa in den 1950er-Jahren. Die Heime der ersten Generation werden als Verwahranstalten angesehen. Mehrbettzimmer und gemeinsam zu benutzende Sanitäranlagen. Die Heime der zweiten Generation entstehen in den 1970er-Jahren. Sie sind wie Kliniken entworfen, dem Vorbild der Hygiene folgend. Die Räume bieten keine Privatheit, wirken kalt und steril. In den 1980er-Jahren entstehen Heime mit 1-Bett-Räumen, die mehr Privatheit zulassen. Daneben gibt es Aufenthaltsräume zum gemeinsamen Treffen der Heimbewohner. Die Einzelzimmer können selbst auch möbliert werden. Hinzukommt der Versuch, die Heimbewohner in umliegende Gemeinden zu integrieren. Zum Ende der 1990er-Jahre etabliert sich die heute noch ansprechende vierte Generation von Heimen. In sie sind Erfahrungen aus dem Familienleben des Menschen und aus der ambulanten Heimpflege übertragen. Pflegebedürftige Heimbewohner können wie in Wohngemeinschaften leben. Dazu wird der zentrale Bereich der Hauswirtschaft – wie in den Vorgängerheimen – aufgelöst, sodass in kleinen Gruppen gekocht und gegessen werden kann. Der gesamte Haushalt wird von den Bewohnern erledigt. Das ist die Idee einer Hausgemeinschaft, in der jeder über den eigenen Tagesablauf, das Essen und die Essenszeit selbst bestimmt. Angehörige können hier übernachten und sich auch an der Bewältigung des Alltags beteiligen. Solche Hausgemeinschaften eignen sich auch für demente Menschen.

Die meisten Menschen zögern den Einzug in ein Heim so lange wie möglich hinaus. Das ist verständlich. Andererseits gibt es heute unter den unterschiedlichen Bedingungen von Krankheit, Behinderung und Alter unzählige Wohn- und Pflegemöglichkeiten. Auch für Menschen, die bereit sind, sich gegenseitig zu pflegen. Sie können in Privathaushalten ambulante Dienste in Anspruch nehmen, wobei ihnen eine Menge technischer Hilfsmittel zur Verfügung steht, die das Leben erleichtern. Sie können Beratung für ihre Probleme in Anspruch nehmen und ihnen stehen Hausnotrufe, Fahrdienste und eine große Zahl anderer Dienste zur Verfügung, die Angehörige und Familien entlasten.

Die Vielfalt neuer Behandlungsmethoden in der Medizin und in der Pflege hat neue Möglichkeiten eröffnet: Auch geistig behinderte Kinder unterliegen einer Schulpflicht, und die Sonderpädagogik bietet viele Interventionsmöglichkeiten, um Menschen zu fördern und an der Gemeinschaft teilhaben zu lassen. Behindertenwerkstätten sind entstanden und hilfreiches mechanisches und technologisches Equipment. Auch die Wissenschaft von der Pflege hat enorme Fortschritte gemacht. In den 1990er-Jahren entwirft Tom Kitwood eine Theorie von der personenzentrierten Pflege – insbesondere dementer Menschen –, die die Pflege reformiert.

DIE GEGENWART

Zum Ende des 20. Jahrhunderts werden die Probleme bewusst, die sich daraus ergeben, dass Menschen immer älter werden. Die finanzielle Vorsorge reicht für die meisten Menschen nicht aus und die Anzahl des benötigten Pflegepersonals ist zu gering. Deshalb hat sich in vielen Ländern Europas neben Kranken-, Arbeitslosen- und Rentenversicherung eine vierte Säule der Sozialversicherungen etabliert – die Pflegeversicherung.

Erst mit dem ins Bewusstsein gerückten Problem der Alterung der modernen Gesellschaften beginnen Politik, Krankenkassen und Wissenschaften das Thema *Pflege* in den Blick zu nehmen. Programme zur besseren Finanzierung der Pflege werden entwickelt, Krankenkassen regen zu Sport und Vorsorge an, Wissenschaftler erarbeiten geeignete Kurrikula für eine gute Pflegeausbildung und Philosophen arbeiten an der richtigen Art zu leben.

Das 21. Jahrhundert ist die Epoche der Pflege. In ihr werden die Eigenarten pflegerischen Verhaltens wie Achtsamkeit und Verantwortung, Einfühlung und ein faires Miteinander zum Vorbild und Paradigma für das Verhalten in der Wirtschaft und im Sport, in der Wissenschaft und in der Politik. Das ist die moralische Botschaft der Pflege. Da jede Pflege über den Beruf hinaus ein Stück Nächstenliebe in sich trägt und das Gute im Menschen anspricht und ausdrückt, weil durch das Zusammenwachsen der Menschheit die Menschen nicht nur mit den Naturressourcen besser haushalten müssen, sondern auch mit den sozialen, seelischen und spirituellen Ressourcen.

5
Die Qualität der Pflege

5.1
DAS **WAS** *UND DAS* **MIT** *– QUALITÄT UND BEZIEHUNG*

Die Qualität einer Institution besteht in einer Komposition. Im Zusammenklingen einer Organisation. Die Komposition besteht aus Menschen, die gut ausgebildet sind, die gut zusammenarbeiten, aus Dingen, die Schönheit und Zuversicht ausstrahlen, und aus der Organisation, die gut gefügt ist.

Was in der Welt ist, hat ein Wesen. Hat Eigenart, Beschaffenheit und Wert – das ist das *Was* oder das *Quale*. Das Wesen einer Sache ist ihre Qualität, die über die Sinnesorgane fördernd auf das Wohlbefinden des Menschen wirkt und den Lebenssinn stärkt. Eine gute Form, eine praktikable Funktion, ein gediegenes Material und eine liebevolle Berührung sprechen den Menschen an. Qualität fördert seine schöpferische Kraft und gibt ihm Motivation und Lebensfreude.

Wenn Qualität das Wesen einer Sache ist, ihr Wesen und ihr Potenzial, ist Qualität immer gute Qualität. So wie Pflege immer gute Pflege ist. Qualität der Pflege ist eine Pflege, die möglich macht, alle Potenziale durch die gelungene Komposition aus gut gefügter Organisation, gut ausgebildeten Pflegern, die gut zusammenarbeiten und dem Ambiente – der Atmosphäre der Dinge – zu entfalten.

Im Rahmen kleiner Gemeinschaften ist Pflege – also gute Pflege – eine selbstverständliche Haltung. Später wird sie im Rahmen der Religion aus Nächstenliebe geübt und in Notzeiten zur moralischen Pflicht jedes Bürgers. Heute verbindet sich die Pflege des Handelns aus Nächstenliebe mit der Hilfe aus Pflichtgefühl sowie mit der Pflege aus Profession. Der Kern aller Pflege ist Beziehung. Die Relation zwischen einem pflegebedürftigen Menschen und einem Pfleger.

In der Beziehung dieser Pflege spielt das Einfühlungsvermögen eine entscheidende Rolle. In ihm liegt die Fähigkeit, die wesentlichen Bedürfnisse anderer zu erkennen und im Rahmen der Möglichkeiten zu erfüllen. Wesentliche Bedürfnisse des Menschen sind Autonomie, Wertschätzung, Teilhabe und Freude. Einfühlung kann ohne Worte erfolgen. Dann ist sie die Sprache zwischen den Gefühlen zweier Personen, von denen mindestens eine die Sprache versteht. Einfühlung ist die Fähigkeit zum *Mit* – zum Mithören, Mitsprechen, Mitmachen, Mitfühlen und Mitdenken. Einfühlung ist Achtsamkeit und Toleranz und gibt Pflegebedürftigen Vertrauen und Sicherheit, die in der Verlässlichkeit, der beständigen Präsenz entsteht.

5.2
DER KOMPETENTE PFLEGER

Da Menschen unterschiedlichen Alters und verschiedener Handikaps zu pflegen sind, gibt es die unterschiedlichen Pflegeberufe, die eines gemeinsam haben: die Pflegebeziehung und das Einfließen medizinischen, methodischen, psychologischen Wissens und Könnens mit dem Ziel, dass zu Pflegende und auch das Pflegepersonal sich wohlbefinden.

In der Gesundheits- und Krankenpflege sind die Pfleger eingebunden in den detaillierten Ablauf von Versorgung und Visite, von Behandlung, Ernährung und Hygiene. Sie benötigen Kenntnisse über Krankheiten, Verletzungen und Behinderungen und die angemessenen Behandlungsmethoden. Sachgerecht und verantwortungsbewusst müssen sie mit Medikamenten umgehen und medizinische Apparate bedienen können. In ihrer Bedürftigkeit und Abhängigkeit von anderen sind Kranke auf ihre Existenz zurückgeworfen. Der Pfleger als Pflegeexperte und der Pflegebedürftige als Experte für den eigenen Körper und Geist und seine emotionalen Zustände arbeiten deshalb am Rückgewinn von Autonomie. Gemeinsam können sie den Pflegebedarf ermitteln.

Kinderkrankenpfleger brauchen die Fähigkeit, sich in Kinder hineinversetzen zu können. Sie wissen, was Kindern gut tut und wie sie sich geistig und seelisch, sozial und leiblich entwickeln. Kranke Kinder brauchen, ebenso wie Erwachsene, Vertrauen, Trost und Ermutigung. Die Pfleger sind angehalten, ihnen Geborgenheit zu geben, Heiterkeit zu vermitteln und das Gefühl, willkommen und akzeptiert zu sein. Dazu gehört auch, ihnen den Vorgang des Heilens transparent zu machen und die jungen Patienten zur Geduld anzuhalten – denn das bedeutet *patient: geduldig sein*.

Die Heilerziehungspflege für geistig und körperlich behinderte Menschen hat ihren Schwerpunkt in der erzieherischen, psychologischen und pflegerischen Arbeit. Die Pflege ist auf die individuellen Bedürfnisse eines Behinderten abgestimmt, umfasst die Gestaltung und Organisation des Alltags und findet in der häuslichen Umgebung statt oder in entsprechenden Institutionen.

Pflegebedürftige so zu pflegen, dass sie nicht wahrnehmen, dass sie gepflegt werden – das ist die Kunst der Pflege.
Die Ideale der Pflege sind das Potenzial, das die Welt besser macht – das ist der Sinn der Pflege.

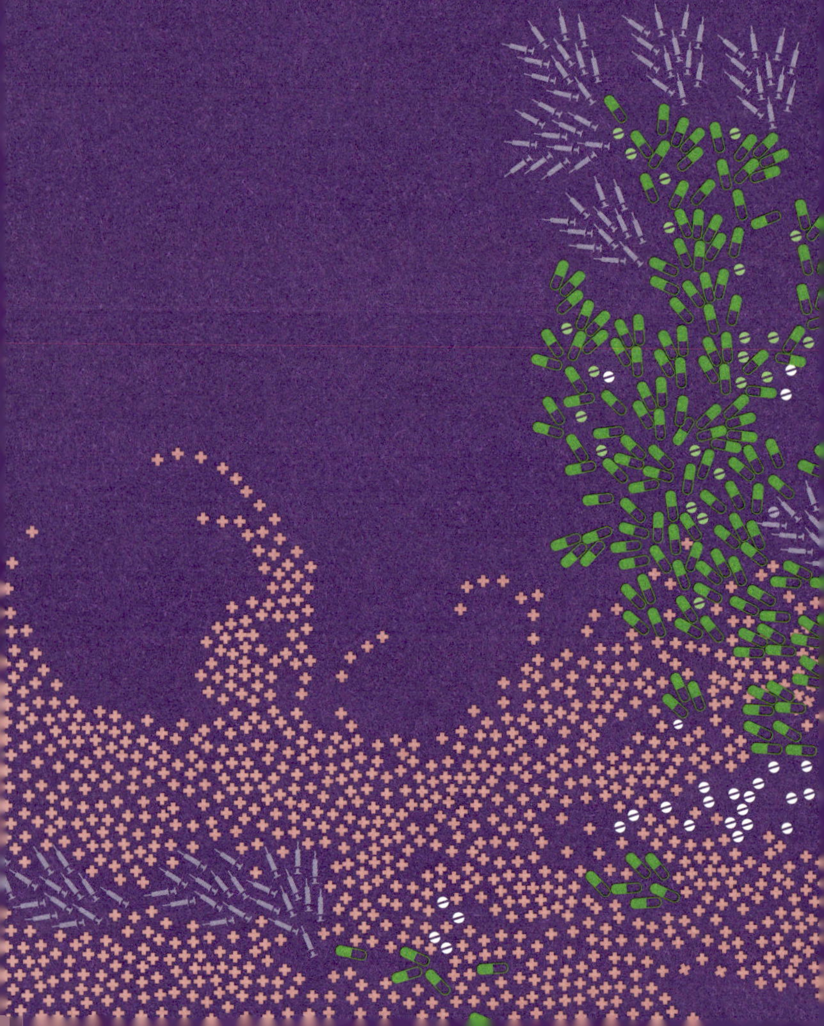

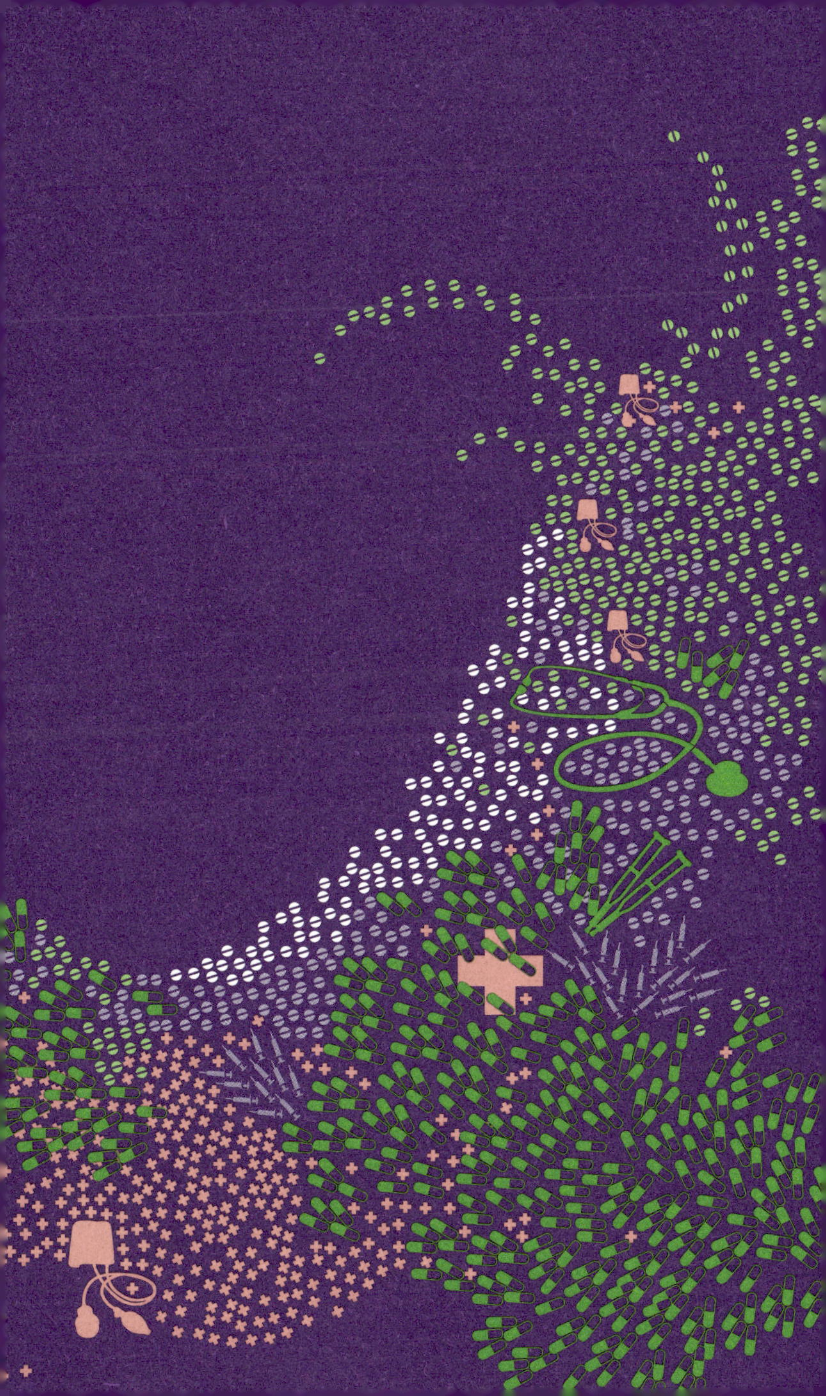

In der Altenpflege liegt der Schwerpunkt der Pflegearbeit in der Hilfestellung bei alltäglichen Verrichtungen, in der Tagesstrukturierung und in der Zuwendung. Altern ist eine biologische und kulturelle Tatsache, die Gebrechlichkeit und vegetative Störungen, aber auch Erfahrung und Weisheit bedeuten kann. Alte Menschen brauchen Unterstützung und Verständnis, aber keine Bevormundung. Sie verlangen oft ein Mehr an Geduld und Motivation, um ihre Kräfte zu sammeln, an denen eine gute Pflege ansetzt.

Westlich orientierte Menschen stemmen sich gegen das Altwerden. Sie fürchten, Kontrolle und Orientierung zu verlieren. Als besondere Bedrohung erscheint der rasche Abbau des Kurzzeitgedächtnisses wie bei der Alzheimer-Erkrankung. Der Erkrankte findet sich von einer Sekunde zur anderen nicht mehr in der Gegenwart zurecht. Da das Langzeitgedächtnis meist noch gut arbeitet, leben Alzheimer-Patienten in bestimmten Winkeln und Episoden der Vergangenheit. Ihre Gegenwart aber versickert in einem Gefühl der Fremdheit, denn Existieren bedeutet, sich mit anderen im Jetzt zu verzeitlichen. Findet man jedoch die Zeitphasen heraus, in denen sich Patienten aufhalten, kann man mit ihnen kommunizieren. Nach der Böhm-Therapie sollten besonders diesen Patienten Dinge und Tätigkeiten zur Verfügung stehen, die aus diesen Zeitphasen stammen und ihnen vertraut sind.

Das Gedächtnis tritt in zwei Formen auf: als explizites und als implizites Gedächtnis. Bei der Alzheimer-Erkrankung ist das implizite Gedächtnis nicht beeinträchtigt, weshalb Patienten weiterhin in der Lage sind, Neues zu lernen – eine Geschicklichkeitsübung ebenso wie das

Erlernen des Geigenspielens. Sie können sich lediglich nicht mehr daran erinnern, dass sie es gelernt haben. Die neuen Erfahrungen erhöhen beträchtlich das Selbstwertgefühl.

Eine emotional starke, aufgeladene Zeitspanne kann die Zeit der Vorfreude sein. Deshalb ist es nützlich, wenn sich Pflegebedürftige für jeden Tag etwas Schönes vornehmen. Das motiviert und schafft Vorfreude durch eine Aufgabe oder ein Ziel. Das mögen ein geselliges Treffen sein, ein gutes Essen, die Ankunft von Kindern, von Pflegeclowns oder eines Physiotherapeuten. Ein Stück Lebenssinn liegt bereits in der freudigen Erwartung. Nach der Methode können Pflegebedürftige Kohärenz gewinnen – Übereinstimmung und Identität. Kohärenz ist der Glaube, die Welt verstehen und gestalten sowie ihr einen Sinn geben zu können.

Körperliche Bewegung, emotionale und geistige Herausforderungen sind für jeden Pflegebedürftigen lebenswichtig. Heute ist bekannt, dass das Verlorengegangene aktiviert werden kann. Deshalb bedeutet Pflege, Pflegebedürftige und Patienten zu Aufmerksamkeit, Bewegung und Geselligkeit zu ermuntern und – so gut es geht – sie auch an der Pflege anderer zu beteiligen.

Tanz, Clownerien und Gymnastik, Singen, Werken und Schwimmen sind Tätigkeits- und Bewegungsformen, die Sinne, Muskeln und Funktionen stimulieren und das Leben beweglich halten. Es sind Tätigkeiten, die Kommunikation fördern und den Selbstwert erhöhen. Singen kann Mut machen und Angst vertreiben. Jede gelungene Kommunikation ist eine wertvolle Erfahrung. Immer geht es darum, Pflegebedürftige für Aktivitäten und geistige Herausforderungen zu begeistern. Es muss ihnen unter die Haut gehen, wie der Neurobiologe Gerald Hüther sagt, denn wenn einem Menschen etwas unter die Haut geht, verbessert sich seine innere Haltung. Eine geistige und emotionale Einstellung kann einen Menschen tragen wie Skelett und Muskulatur.

Kinder haben oft Freude daran, sich in der Pflege zu engagieren. Aus dem Grund laden Pflegeheime gerne Kinder ein. Beide Gruppen profitieren davon, was sich insbesondere in Altenheimen gezeigt hat. Es liegt am Generationensprung. Enkel- und Großeltern gehen entspannt miteinander um. Großeltern unterliegen nicht dem Zwang zur täglichen Beschäftigung mit Kindern und sind weniger ehrgeizig, da sie wissen, dass im Leben nicht jede Krise gleich in eine Katastrophe mündet. Den Älteren gefällt die Einfachheit und Dynamik der Jungen und die Jungen genießen die Gelassenheit und Toleranz der Älteren und erleben zugleich eine große Wertschätzung. Dafür gewinnen Pflegebedürftige ein kleines Stück Zukunft durch die Vorfreude auf einen bevorstehenden Besuch. Für Pflegebedürftige erweisen sich solche Tage immer als etwas Besonderes und Bleibendes.

Dasselbe gilt für gemeinsame Aktivitäten etwa von dementen Patienten und behinderten Kindern – etwa wenn sie miteinander Musik machen. Gemeinsam sind ihnen das Musizieren und der Außenseiterstatus. Sie geben sich gegenseitig Respekt. Die Kinder spüren, dass sie von den Älteren ernst genommen werden und dass diese sie sogar brauchen. Hier zeigt sich deutlich die verbindende und integrierende Kraft der Pflege, die sie zu einem geeigneten Modell eines Paradigmas für das menschliche Verhalten macht, und für das, was wir Qualität und Pflegequalität nennen.

5.3
DAS KOMPETENTE TEAM

Menschen, die in einer Pflegeinstitution als Pfleger arbeiten, tun dies auf Basis einer Ausbildung und haben sich auf ein Pflegekonzept geeinigt, das die Art und Weise ihrer Zusammenarbeit in einem Team bestimmt. Das, was ein Team in erster Linie charakterisiert, ist ein gemeinsames Ziel, an dem alle auf unterschiedlichen Positionen und mit unterschiedlichen Aufgaben mitarbeiten. So kann es geschehen, dass in einem dem Teamgedanken verpflichteten Krankenhaus die Ärzte und das Pflegepersonal sowie die Mitarbeiter in der Patientenaufnahme ein Team bilden. Das kommt darin zum Ausdruck, dass die Hierarchie zwischen Arzt und Pfleger flacher geworden ist. Auch können Arzt und Pfleger einander duzen und für die Patienten sichtbar freundlich und heiter miteinander das gemeinsame Ziel verfolgen – das Wohlergehen und die Genesung der Patienten. Was hier an die Stelle einer betonten Hierarchie tritt, ist die Betonung der Kooperation, die Arbeit an einer gemeinsamen Sache. Wobei jeder seine Aufgabe hat und jede Position und jede Tätigkeit gleich wertvoll für das Ganze sind. Aus der Intention, gemeinsam ein Ziel zu verfolgen, leitet sich der ethische Grundsatz ab – gemeinsam handeln, gemeinsam kommunizieren, gemeinsam reflektieren. Das Einzelkämpfertum in einer Zeit der Globalisierung ist in der Arbeitswelt – auch in der Pflege – ein Auslaufmodell, denn Pflege ist Teamarbeit.

Zu einem Pflegeteam können examinierte Pfleger, Sozialarbeiter, Therapeuten und Ärzte, Auszubildende und Praktikanten, Pflegeassistenten und Institutsleiter gehören. Ebenso Physiotherapeuten, Psychotherapeuten und gegebenenfalls Seelsorger. Auch die Pflegebedürftigen werden immer häufiger als Teil des Pflegeteams angesehen. Oft auch die das Umfeld der Pflege bestimmenden Personen wie Köche, Reinigungskräfte und Zulieferer, wie Familienangehörige, Gärtner und Handwerker. Jeder Einzelne hat seine spezifischen Aufgaben im Rahmen der Pflege, die alle erforderlich sind, wenn Pflege gelingen soll.

Das Ziel eines Pflegeteams ist im Pflegekonzept dargelegt, das von jedem einzelnen Teammitglied im gemeinsamen Engagement für die Qualität der Pflege vertreten wird. Das Ziel eines Pflegeteams ist die Umsetzung einer an den Bedürfnissen der Pflegebedürftigen nach Zuwendung, Sicherheit und Autonomie ausgerichteten Pflege.

Die Effizienz eines Pflegeteams hängt davon ab, wie die Kollegialität untereinander und wie die Beziehung zu den Pflegebedürftigen gemeistert wird. Das Team muss sich immer dessen gewahr sein, dass die Qualität der Pflegearbeit von der Qualität ihrer Beziehungen ausgeht. Professionelle Pflegearbeit bedeutet ein aufmerksames Zuhören und die Absicht, zu erfahren, was der andere will. Ebenso das Ausräumen von Vorurteilen und das aufeinander Einlassen angesichts zu lösender Aufgaben. Teams funktionieren dann gut, wenn sie sich immer wieder am Prinzip der Gemeinsamkeit ausrichten. Flache Hierarchie, Kooperation, gegenseitige Wertschätzung und Vertrauen sowie das gemeinsame Repräsentieren eines hochwertigen Pflegekonzeptes schaffen großes Vertrauen und ein gutes Gefühl bei den Pflegebedürftigen, die zur Kooperation angeregt werden.

Auch Teams brauchen Pflege. Teampflege ist vor allem interne Kommunikation und kollegiales Verständnis. Das Team bildet für jedes Teammitglied einen Rückhalt. Gegenseitiger fachlicher Austausch, gegenseitige Beratung und Unterstützung, die gemeinsame Entwicklung und die gemeinsame Ausführung von Arbeitskonzepten bedeuten Sinnzuwachs, Motivation und die Bereitschaft, Verantwortung zu übernehmen. Zur Teampflege gehören gegenseitige Wertschätzung, konstruktive Konfliktlösung und Selbstreflexion. Eine Strategie zur Konfliktlösung ist das Einüben in eine gewaltfreie Kommunikation, die das Team neu ausrichtet. Die Methode lässt sich überall dort anwenden, wo Konflikte zwischen Menschen auftreten. Ein Grundzug der gewaltfreien Kommunikation ist die Einfühlung.

Je mehr sich Teamarbeit differenziert, desto nötiger wird die Korrektur einiger Berufsbezeichnungen, die am Mangel orientiert sind, denn Teamarbeit orientiert sich an den Ressourcen der einzelnen Teammitglieder. Keiner der Spezialberufe der Pflege hat Vorrang vor einem anderen. In der Teamarbeit wird jede Fachkraft gebraucht und hat jede ihre eigene Wichtigkeit. Die *Pfleger* und *Hilfspfleger* genannten Berufe unterscheiden sich nach Funktionen, nicht nach Moral und Unterordnung. Daher ist die Bezeichnung *Hilfspfleger* unangebracht. Natürlich schaffen sich mit neuen Namen nicht automatisch Prinzipien ab. Denn *Pfleger* und

Hilfspfleger müssen sich erst den Teamgedanken zu eigen machen.

Ein Pflegeteam funktioniert gut, wenn die Arbeit so koordiniert ist, dass jeder Pfleger in der Lage ist, Pflegehandlungen ohne Unterbrechung bis zum Ende auszuführen. Diese Herangehensweise koordinierter Pflegearbeit im Team ist nicht nur für die Praxis der aufeinander abgestimmten Tätigkeiten wichtig, sie ist auch ein ideeller Wert: Ein Team entwickelt sich an seiner Funktion und seinem Ziel.

Die unterschiedlichen Kompetenzniveaus, so wie sie in den verschiedenen Ausbildungsstufen erworben werden, müssen deshalb zu einem einheitlichen Berufsverständnis und Berufsethos führen, mit dem sich alle an der Pflege Beteiligten identifizieren. Wenn das gewährleistet ist, stellt sich ein neues Verständnis ein für den Beruf des Pflegers, und die Pflege erhält einen ihr angemessenen Platz in der Gesellschaft. Teamarbeit macht Pflege attraktiv.

5.4
DIE KOMPETENTE ORGANISATION

Das Buch *Im Netz der Pflegemafia* von Claus Fussek und Gottlob Schober zeigt das Beispiel einer Nachtschwester, die nachts allein in einer Abteilung arbeitet. Im Akkord muss sie Windel um Windel erwachsener Pflegebedürftiger wechseln. Sie hat keine Zeit für Gespräche und für das Zuhören. Wird sie zu einem Notfall gerufen, ist niemand da, der ihr die Arbeit abnehmen kann, mit der sie gerade beschäftigt ist. Brauchen zwei Personen gleichzeitig ihre

Hilfe, gerät sie in ein Dilemma – sie muss auch in kritischen Situationen eine Entscheidung treffen, wer zuerst dran ist. Versorgung mit dem Notwendigsten ist keine Pflege, aber auch kein Verschulden der Pflegerin, sondern ein Pflegedilemma, repräsentiert von einem Management, das dem reinen Wirtschaften untersteht.

Unternehmen vertragen grundsätzlich keine Reduktion auf die Ökonomie, denn sie sind eingebunden in die Gesellschaft. Sie müssen nachhaltig mit der Natur und fair mit Mitarbeitern und Kunden umgehen. Das gilt umso mehr für Organisationen der Pflege, denn das Wesen der Pflege beruht im Geben, Fördern und Zuwenden, die nicht einfach zu bilanzieren sind. Pflegeorganisationen dürfen sich nicht vom Gedanken der Wohlfahrt und des karitativen Gedankens trennen. Es ist erlaubt, mit der Pflege Geld zu verdienen, aber im Rahmen einer pflegerischen Verantwortung, sodass ein lebendiger Austausch von Ethik und Wirtschaftlichkeit besteht. Für ein Pflegemanagement heißt das, die Idee einer Pflege als ein ethisches Verhalten zu realisieren und mit den kulturellen und wirtschaftlichen Belangen in Einklang zu bringen.

Pflegeinstitutionen funktionieren am besten, wenn sie als lernende Organisationen aufgefasst werden und in ihnen die Pflegekräfte an den Entwicklungsprozessen der Pflege mitwirken, damit sie motiviert sind und sich emotional an den Beruf und die Institution binden können, denn eine große Fluktuation hat auf die Pflegebedürftigen eine ungünstige Wirkung.

Die Beschäftigung mit der Pflege umfasst fünf aktive Elemente: *Pflegebedürftige, Pflegepersonal, Institutionsleitung*,

Pflegewissenschaft und *Politik*. Kritik an der Pflegepraxis darf sich nicht an dem Verhalten von Einzelpersonen oder einzelnen Institutionen orientieren, sondern muss die Ordnung der Pflege-Institutionen und die Struktur der Pflege in der Gesellschaft bedenken. Die Politik und die mit der Pflege befassten Organisationen haben das Problem spät erkannt und sind deshalb nur begrenzt in der Lage, rasch Gegenmaßnahmen zu ergreifen.

Lernen, Kritik und Selbstkritik müssen zu einem festen Bestandteil der Pflegepraxis werden, und die Pflegewissenschaft muss eng in die Praxis der Pflegeinstitutionen eingebunden sein.

In den vergangenen Jahrzehnten hat es in der Theorie und in der Praxis der Pflege enorme Fortschritte gegeben. Andererseits bleiben Pflegeinstitutionen immer wieder hinter ihren Möglichkeiten zurück. Gesucht werden deshalb Möglichkeiten, wie eine gute Pflege in Institutionen strukturiert, durchgeführt und kontrolliert werden kann.

5.5
DINGE, DIE SCHÖNHEIT UND ZUVERSICHT AUSSTRAHLEN

Jeder Raum ist Gestaltung. Auch wenn er nicht bewusst gestaltet ist. Raum ist das geometrisch-materielle Feld der Realität, gestalteter Raum ist das Umfeld, das den Menschen wesentlich mitbestimmt und langfristig prägt. Im Umfeld geht er umher, hält sich auf, arbeitet. Das Lateinische *ambi ire* heißt *herumgehen* – sodass Ambiente das ist, in dem der Mensch herumgeht. Dieser begehbare Raum wirkt maßgeblich auf die Physis und die Psyche des Menschen.

Ambiente als Atmosphäre der Dinge ist immer gute Atmosphäre – wie Design immer *gutes Design* und Pflege immer *gute Pflege* meint. Insofern steht Ambiente für Räume, in denen der Mensch angenehm berührt wird – weil er gut lebt, sich in ihnen wohlfühlt und sich so seine Sinne und intellektuellen Kräfte entfalten können. Ambiente pflegt mit. Als Arrangement von Räumen, Möbeln und Objekten, die berühren und positiv auf die Sinne wirken, beeinflussen sie entsprechend Gefühl und Denken, Haltung, Verhalten und Befindlichkeit. Der Mensch, der sich in solchen Räumen aufhält, fühlt sich geborgen und zu neuen Taten angeregt, denn das Ambiente transzendiert den Raum, verdichtet ihn zu einem Ort in der Welt, der gleichzeitig ein Zuhause ist.

Der Mensch ist das, was seine Sinne wahrnehmen. Wenn Pflegeinstitutionen Ambiente haben, kommen alle Sinne auf ihre Kosten. Sie werden angeregt, verfeinern und integrieren sich und motivieren Pfleger und Pflegebedürftige gleichermaßen.

Das Auge pflegt mit. Denn der Mensch ist das, was er sieht. Die Ästhetik schön eingerichteter Räume richtet den Menschen auf.

Das Ohr pflegt mit. Denn der Mensch ist das, was er hört. Authentizität, Rhythmus und Inhalt von Stimmen und die Geräuschkulisse von Räumen bestimmen den Gesamteindruck einer Pflegeinstitution.

Zunge und Gaumen pflegen mit. Denn der Mensch ist das, was er schmeckt. Die Küche in ambitionierten

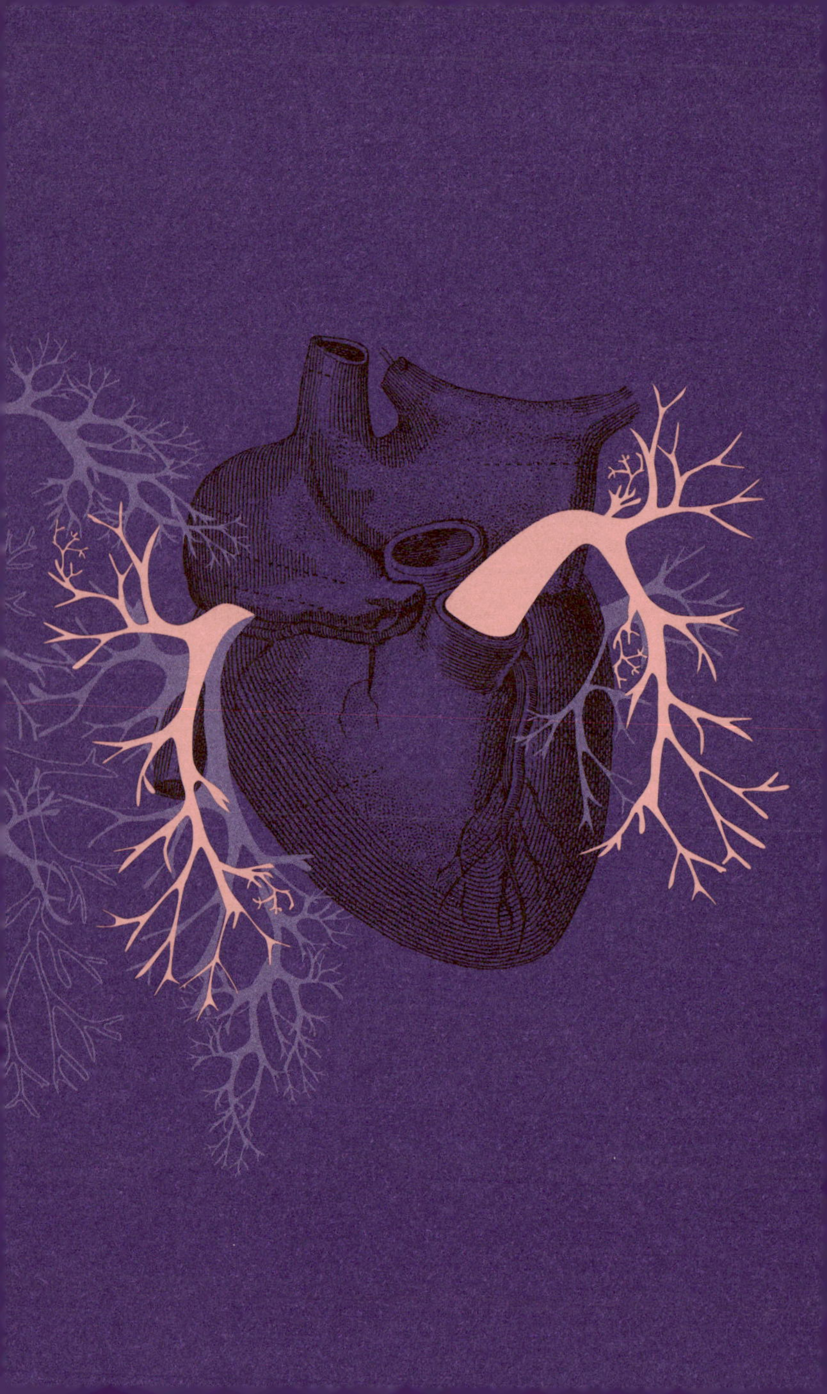

Pflege ist Arbeit am Körper. Am Körper eines anderen. Ein unterstützendes und vertrauensvolles Verhalten, das dem Bewahren der Einheit von Körper, Geist und Seele dient.

Pflegeinstitutionen ist ein wichtiger Produzent von Zukunft, etwa wenn sich Pflegebedürftige auf ein kommendes Mahl freuen.

Die Haut pflegt mit. Denn der Mensch ist das, was er spürt. Sanfe Hände berühren ihn ebenso wie Raumformen, Gegenstände und angenehme Arrangements. Das ist Berührung, die anregt.

Die Nase pflegt mit. Denn der Mensch ist das, was er riecht. Er folgt automatisch dem angenehmen Duft, der Wege weist und Orientierung gibt. Der Duft weckt Erinnerungen und kann verführen.

Der Mensch ist das, was er denkt. Ambiente ist eine symbolische Ordnung. Es ist vom Menschen gestalteter Lebensraum, der Sicherheit und Selbstbewusstsein, gute Gedanken und innere Ruhe gibt: Der Blutdruck senkt sich, der Atem wird langsamer, die Sinne werden geöffnet und der Körper richtet sich auf. In der Entspannung, in der auch die Psyche zur Ruhe kommt, kann der Mensch frei atmen und denken, wodurch Ambiente den Pflegeort in ein wohlgeordnetes Haus verwandelt.

Ambiente weckt Erinnerungen. In jedem Schrank und jeder Tischplatte, in jedem Beleuchtungskörper und Fußboden nimmt der Mensch die Zeichen auf, die er aus seinem Leben mitbringt und die die Truhe seiner Erinnerungen öffnen. Die Gewohnheit, die sich in Erinnerungen einstellt, gibt dem Erinnernden eine Zukunft, die Lebenssinn heißt.

Die geistigen Bedürfnisse des Menschen nach Schönheit und Kommunikation, nach Kunst und Poesie geben den Bewohnern von Pflegeinstitutionen Motivation und erzeugen ein Streben auf ein Ziel hin. Das Ziel kann das *Carpe diem* sein, das Ergreifen einer schönen Situation, um berührt zu werden und sich für den nächsten Tag zu motivieren. Das Ziel mag klein erscheinen, eine überschaubare, kurze Zukunft sein – der morgige Tag oder die kommende Woche –, doch eine Zukunft zu haben – sei sie noch so kurz –, ist die emotionale und geistige Basis für die Geborgenheit des Menschen in der Welt.

Ambiente macht Pflege attraktiv. Denn ein gestalteter Ort, den man sich aneignet, den man in sich integriert, ein Zuhause, das Wohlbefinden schafft, fördert die Motivation, sich einmal aus dem eigenen Umfeld zu entfernen, um gestärkt zurückzukehren in die Pflegegemeinschaft, weil die Pflegeinstitution zu einem attraktiven Haus geworden ist, in dem sich selbst unter den Bedingungen der Pflege ein angenehmes Leben eingestellt hat.

Ambiente ist Poesie und Ästhetik. Sie wird nicht vorgegeben, sondern entwickelt sich unmittelbar aus dem Zusammenhang der Notwendigkeiten der Pflege und den Bedürfnissen der Pflegebedürftigen. In der Milieu-Therapie wird Vertrautheit hergestellt, indem Pflegebedürftige Geschirr, Bettwäsche und Teile ihres Mobiliars mitbringen. Die Geborgenheit durch eine familiäre Atmosphäre führt zum Gleichklang von Geist und Körper. Wer geborgen wohnt, wohnt gewohnheitsmäßig und ist vertraut mit dem Ort. Erst wenn sich der Mensch in seiner Umgebung wohlfühlt, kann er mit Selbstbewusstsein nach außen treten und Zukunft und Freude gewinnen.

Ambient Assisted Living ist die Unterstützung des Lebens durch Geräte. Ambiente in Pflegeinstitutionen wird immer stärker von einer Technik bestimmt, die Pflegebedürftige sanft unterstützt. Unter dem Stichwort *Inclusive Design* sind intelligente Geräte und Objekte entwickelt worden, die die Pflege erleichtern. Etwa Anwendungsdesign für den Alltag wie Bücher mit Großbuchstaben, Besteck von *Ergonomi* für unterschiedliche Funktionseinschränkungen, Rollatoren mit Sitzmöglichkeit oder Verpackungsdesign mit einfach zu öffnenden Verschlüssen.

Zu einer inklusiv gestützten Pflege gehört auch, behinderte Personen durch Informations- und Kommunikationstechnologien zu stärken. Der Fokus liegt darauf, dass Räume und die darin gebrauchten Geräte intelligent an die Bedürfnisse und Möglichkeiten der Bewohner angepasst werden, um ein barrierefreies Leben zu ermöglichen. Mit dem *Ambient Assisted Living* sind Assistenzsysteme entstanden, die Pflegebedürftigen helfen, ihren Alltag relativ eigenständig zu bewältigen – etwa indem sie sich sicher in einer Pflegeeinrichtungen bewegen können. Haben Patienten ihre Tabletten nicht eingenommen oder eine falsche Dosis gewählt, senden Mikrogeräte ein Signal an das Pflegepersonal, das sich dann darum kümmert. Desorientierten Patienten kann durch ein Monitoring ihrer Fortbewegung eine Fixierung im Bett oder auf einem Stuhl erspart bleiben. Ebenso gibt es viele raffinierte Notruf- und Alarmsysteme. So können elektronisch ausgestattete Armbänder, Funkfinger und andere Applikationen die Nutzung auf bestimmte Räume beschränken, sodass der Aufenthaltsort von Pflegebedürftigen jederzeit durch das Fachpersonal bestimmt und kontrolliert werden kann. Solche digitalen Patienten-Begleiter *registrieren* auch, wenn mobile Patienten vereinbarte Untersuchungen nicht einhalten. Diese Begleiter sind technische Lotsen, die sogar helfen, das eigene Zimmer zu finden. Daneben sind automatisierte Transportsysteme entstanden, die Patienten sicher durch ein Krankenhaus oder Pflegeheim führen, indem robotertechnisch gesteuerte Rollatoren und Rollstühle die Wege automatisch erkennen. Muskelkräfte können mit Mobilisierungshilfen aufgebaut und der Gleichgewichtssinn verbessert werden, während Sturzprotektoren eine sichere Ausweitung des Bewegungsradius erlauben.

6
Humor in der Pflege

»Lächeln ist der kürzeste Weg zum anderen.«
CHINESISCHES SPRICHWORT

Humor spielt in der Philosophie eine zentrale Rolle. Umso mehr in einer Philosophie der Pflege, denn Humor und Lachen sind eine ausgezeichnete Medizin. Aus dem Grunde ist der Anreiz zu Heiterkeit und Frohsinn zugleich ein ausgezeichnetes Mittel zur Förderung einer erfolgreichen Pflegearbeit.

Humor ist eine innere Einstellung des Menschen und bedeutet gute Laune und Gelassenheit.

Humor kommt von *Feuchtigkeit* und nimmt Bezug auf die hippokratische Vier-Säfte-Lehre, nach der das Verhältnis von gelber Galle und Schleim, von schwarzer Galle und Blut das Temperament des Menschen – Laune und Stimmung – festlegt. Wer Humor hat, bringt die heitere Seite einer Situation zum Ausdruck. Und wer Humor hat, versetzt auch andere gerne in Heiterkeit. Humor ist ein Potenzial, aus dem das Lachen hervorgeht.

Lachen ist eine körperliche Äußerung und eine besondere Form des Atmens. Insbesondere des Ausatmens. In einem aufeinanderfolgenden, raschen Ausstoßen von Luft werden die Stimmbänder angeregt, die zu dem charakteristischen Geräusch des Lachens führen.

Lachen ist die leibliche Reaktion auf eine humorvolle Situation. Lachen befreit und wirkt positiv auf Leib, Seele und Verhalten. Der Atem wird frei und die Muskulatur entspannt sich. Die Beschäftigung mit dem Lachen heißt Gelotologie – von griechisch *gelos*, *Gelächter* – und ist die Suche nach den physischen und psychischen Wirkungen des Lachens.

Die Menschen unserer Gegenwart haben einen flachen Atem, doch Lachen gibt ihnen für einen Moment die Tiefe zurück. Der Lachende wird mit viel Sauerstoff versorgt und mit jedem Ausatemstoß nimmt er den Stimmbändern die Verspannung und erzeugt eine klare Stimme. Darin hebt das Lachen die Stimmung. Lachen erzeugt Mut, weil der Lachende sich frei und geöffnet fühlt, da sein Gemüt ihn anhebt. Deshalb ist er leicht und erleichtert, durch nichts bedrückt, durch keine Wolke verdeckt – das bedeutet der Begriff *Heiterkeit*. Wir sagen auch Frohsinn, gute Laune, Freude. Zustände einer erhöhten Lebensqualität, in der die Möglichkeit liegt, das Leben in heiterer Gelassenheit anzunehmen.

Am Lachen sind 18 Gesichtsmuskeln und etwa 80 Körpermuskeln beteiligt. Um den Vorgang in Gang zu setzen, arbeiten viele Körperbereiche zusammen. Im Gesicht weiten sich die Nasenlöcher, heben sich die Augenbrauen, ziehen sich die Jochbeinmuskeln und mit ihnen die Mundwinkel nach oben und verengen die Augen. In der Verbindung von Kopf und Rumpf ist es der rasche Luftstrom, der die Stimmbänder in Bewegung versetzt und entspannt. Im Rumpf bewegt sich das Zwerchfell schnell und stoßartig. Dabei massiert es die inneren Organe, regt die Verdauung an und stärkt den Kreislauf. Die Entspannung wird begleitet durch die Produktion von Endorphinen im Gehirn. Diese körpereigenen Opiate lindern Schmerzen und beseitigen Stress, Ärger und Niedergeschlagenheit. Da Lachen ansteckt, regt es die Kommunikation an und erzeugt Vertrauen, Nähe und das Gefühl, dazuzugehören. Durch diese Einwirkungen auf das Gesicht, auf Atem und Muskel, auf Zwerchfell, Kreislauf und Hirntätigkeit wird das Immunsystem gestärkt.

Lachen ist auch mentale Feinarbeit, denn Witz und Komik müssen intellektuell verstanden werden, wozu sowohl die emotionale Bereitschaft als auch die geistige Voraussetzung vorhanden sein müssen.

Lachen erfasst den ganzen Menschen – Leib, Seele und Verhalten. Auf diesen drei Ebenen hat das Lachen seine heilende Wirkung.

Im Lachen wird der Mensch in seinem Wesen berührt. Für einen Moment wird er eins mit sich und mit dem Ganzen seiner Existenz, denn solange der Mensch lacht, ruht er ganz in sich.

Die Fähigkeit zum Lachen ist angeboren. Allerdings muss der Mensch möglichst früh immer wieder zum Lachen angeregt und durch wohlwollende und aufmunternde Reaktionen auf seine eigenen Lebensäußerungen ermutigt werden. In solchen Reaktionen entwickelt sich seine Fähigkeit, mit anderen Menschen zu kommunizieren und sie zu verstehen. Kinder lachen am Tag etwa 400-mal, Erwachsene bringen es etwa auf 20 Lacher. Dabei entwickeln sich Erwachsene wie auch Kinder besser, wenn sie lachen. All ihre geistigen, leiblichen und emotionalen Funktionen harmonisieren.

Da der heitere Austausch Kommunikation erleichtert und Vertrauen und Zusammengehörigkeit fördert, sollten Heiterkeit und gemeinsames Lachen ernst zu nehmende Elemente des Pflegealltags werden. Gute Laune, Heiterkeit und Lachen sind Medizin. Sie verbinden Menschen, motivieren, stärken die Immunabwehr und gehören in jede Pflegeinstitution. Lachen erleichtert die Pflegearbeit und gibt den an der Pflege Beteiligten Leichtigkeit.

Heiterkeit
Gute Laune, und
Sie verbinden Menschen,
stärken die
gehören in jede

Lachen erleichtert
den an der Pflege

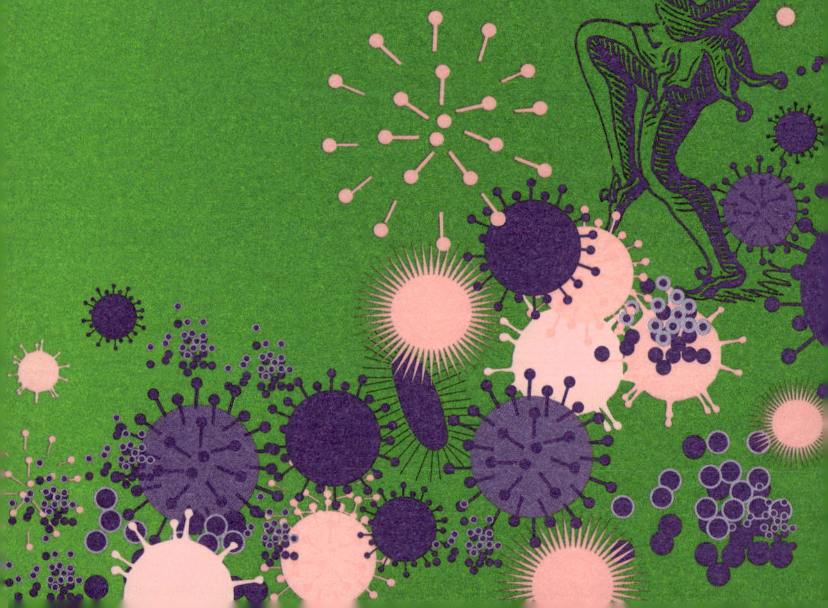

Lachen sind Medizin.
motivieren,
Immunabwehr und

Pflegeinstitution.
die Pflegearbeit und gibt
Beteiligten
Leichtigkeit.

Lachen ist der allgemeinste Ausdruck gut gelaunter Menschen. Ein sanfter Ausdruck guter Laune ist das Lächeln. Nach mittelalterlicher Vorstellung geht *Laune* auf den Mond – *luna* – zurück. Der Mond, so dachte man, vermag das Gemüt zu öffnen und die Kontaktbereitschaft der Menschen untereinander zu befördern. Lächeln sei die Fähigkeit eines Menschen, eine Brücke zum anderen zu schlagen und ihm ohne Scheu zu begegnen. Deshalb ist Lächeln eine große Bereicherung in der Pflegearbeit, indem es als Ausdruck von Heiterkeit mit Optimismus eine Brücke zu anderen Menschen schlägt.

Ein Bild für den Zusammenhang von Heiterkeit und der Verbreitung guter Stimmung ist der königliche Hofnarr. Er war nicht der lustige Dumme. Hofnarren waren klug, intelligent und politisch gut gebildet. Sie waren oft einflussreiche Berater der Könige. Ihre Klugheit und Intelligenz zeigt sich in ihrer Fähigkeit, in heikelsten Situationen eine heitere Atmosphäre zu schaffen, in der Könige in heiterer Gelassenheit auch schwere Entscheidungen treffen konnten.

Ebenso wäre die Einführung des Lach-Yoga eine hilfreiche Unterstützung der Genesung. Beim Lach–Yoga werden gestische und pantomimische Übungen mit Dehn- und Atemübungen aus dem Yoga kombiniert. Da bereits Yoga gesundheitsfördernde Wirkungen hat, würden sich zwei heilende Techniken miteinander verbinden.

Lachen erhöht die Lebensqualität. Schon der Gedanke an lustige, humorvolle Situationen verbessert die Laune und stärkt die Immunabwehr. Auch diejenigen, die sich zum Lachen zwingen, oder diejenigen, die eine Miene des

Lächelns oder Lachens aufsetzen, ohne entsprechend gestimmt zu sein, geraten in eine bessere Stimmung, denn bereits das Einsetzen einer Lachgeste kann die entsprechende Stimmung hervorrufen. Deshalb gibt es in vielen Nationen Clowns in der Kinder- und Kranken- sowie in der Heilerziehungs- und der Altenpflege. In der Schweiz sind sie bereits institutionalisiert. Klinik- und Pflegeclowns sind eine wertvolle Hilfe bei der Genesung und in der Pflege.

Für Pflegebedürftige wäre die Möglichkeit, zum Lachen angeregt zu werden, und die Erlaubnis, im Rahmen der Pflege ohne Scheu und Scham lachen zu dürfen, ein wertvoller Gewinn für Leib, Seele und Verhalten. Die Förderung des Lachens im Pflegealltag ist wichtig, zumal die Pflege nicht immer im Fokus des Bewusstseins steht, sondern das alltägliche Leben, das auch in Pflegeeinrichtungen nicht nur aus Pflege, sondern auch aus Freude bestehen kann.

Die positive Wirkung des Lachens betrifft unbedingt auch die Pfleger. Lachen heitert auf und durchbricht die Pflegeroutine. Die Pfleger rücken enger zusammen, kommen sich näher, sprechen mehr miteinander und die Abteilungen werden durchdrungen von einer Brise der Leichtigkeit mit der Folge, dass ihnen die Schwere, die auf der Arbeit des Pflegens lasten kann, leichter fällt und sie ihren Beruf trotz der gelegentlichen Schwernisse mehr genießen können.

Lachen ist das Vermögen, das Pflege attraktiv macht.

7
Pflegeausbildung und Studium

7.1
PFLEGEBERUFE

Heute bedarf die Pflege einer Pflegeausbildung, in der Kenntnisse der praktischen und organisatorischen Pflegearbeit sowie medizinische, psychologische, soziologische und moralische Kenntnisse erworben werden.

Anforderungen, die Pflegeinstitutionen in Stellenausschreibungen formulieren, setzen Sachkompetenz in der Pflegearbeit voraus und beziehen sich dort hauptsächlich auf kommunikative Fähigkeiten wie Teamorientiertheit, Einfühlungsvermögen und den behutsamen Umgang mit Pflegebedürftigen.

Die Fähigkeiten, mit anderen Menschen gut umzugehen, sind nicht angeboren, sondern werden im familiären und gesellschaftlichen Zusammenhang einer Kultur früh erworben. Deshalb hat in einer guten Pflegeausbildung jeder die Chance, ein guter Pfleger zu werden.

Pflegen ist ein äußeres Tun, das von einer inneren Haltung initiiert wird. Der Ethik-Kodex für Pflegende des International Council of Nurses (ICN) geht von vier ethischen Haltungen aus, über die ein Pfleger verfügen muss: Eine positive Haltung gegenüber 1. Pflegebedürftigen, 2. eigenen Bedürfnissen, 3. dem Beruf und 4. Kollegen. Jede Pflegeausbildung sollte diese Haltung vermitteln. Die World Health Organisation (WHO) formuliert es ähnlich: Zur Pflege gehören auch Planung und Betreuung bei Krankheit und während der Rehabilitation. Sie umfasst zudem die physischen, psychischen und sozialen Aspekte des Lebens in ihrer Auswirkung auf Gesundheit, Krankheit, Behinderung und Sterben. Die Universität Basel definiert: Professionelle Pflege fördert und erhält Gesundheit, beugt gesundheitlichen Schäden vor und unterstützt Menschen in der Behandlung und im Umgang mit Auswirkungen von Krankheiten und deren Therapien. Dies mit dem Ziel, für betreute Menschen die bestmöglichen Behandlungs- und Betreuungsergebnisse sowie bestmöglichen Lebensqualität in allen Phasen des Lebens bis zum Tode zu erreichen.

Die Ausbildung gliedert sich in die Praxis der Pflege, die in Heimen, Kliniken und Pflegeinstitutionen stattfindet, und in die Theorie der Pflege, die in Berufsschulen, Seminaren von Pflegeinstitutionen und in Hochschulen gelehrt wird. Durchgeführt, organisiert und kontrolliert wird die Pflegeausbildung von drei großen gesellschaftlichen Bereichen – dem Wesen für Bildung, Gesundheit und Soziales.

Es gibt Arten und Formen der Pflege. So viele Arten der Pflegebedürftigkeit es gibt, so viele Arten der Pflege haben sich entwickelt, die sich in unterschiedlichen Berufen niederschlagen. Gepflegt werden Schwerkranke, Rehabilitanden, Senioren sowie chronisch Kranke und Sterbende. Die Formen der Pflege sind die Selbstpflege zu Hause, die Selbstpflege zu Hause mit ambulanter Unterstützung, die Pflege zu Hause durch Angehörige, die Selbstpflege in einer Pflegeinstitution, die Fremd-Pflege in einer Pflegeinstitution und die vollstationäre Pflege. Auf diese unterschiedlichen Arten und Formen der Pflege bereitet die Ausbildung vor.

Da Pflege sich in die vier Bereiche Gesundheits- und Krankenpflege, Kinderkrankenpflege, Heilerziehungspflege und Altenpflege gliedert, hat sich für die Pflegepraxis ergeben, dass es sinnvoll ist, für die vier Berufe einen Ausbildungsgang zu konzipieren, sodass die Ausgebildeten in der Lage sind, einen der vier Berufe zu ergreifen. Am Ende der Ausbildung steht eine Kombination aus Sachwissen und sozialer Kompetenz, die ihnen darüber hinaus eine persönliche Reife gibt.

Neben der dreijährigen Ausbildung zum Pfleger gibt es den Beruf des Pflegeassistenten mit einer zweijährigen Ausbildung und das Pflegestudium.

7.2
AUSBILDUNG ZUM PFLEGER

Ziel der praktischen Pflegeausbildung ist das Erlernen unterschiedlicher Strategien der Pflegearbeit. Vermittelt werden medizinische Diagnostik und medizinische Therapie, soziologische und psychologische Kenntnisse, Pflegemethoden, Organisation der Pflegeprozesse, Evaluation, Qualitätssicherung und Dokumentation. Die praktische Ausbildung findet in ambulanten Institutionen, in Fachabteilungen der Krankenhäuser und in Pflegeeinrichtungen statt und dient der selbstständigen und eigenverantwortlichen Pflege.

Die Auszubildenden erwerben eine fachliche, methodische, soziale und persönliche Kompetenz, um den Alltag Pflegebedürftiger begleitend, beratend und praktisch unterstützen zu können. Die praktische Arbeit besteht im Waschen Pflegebedürftiger, im Umlagern im Bett, im Speisen und in der medizinischen Betreuung wie Blutdruckmessung und Medikamentenvergabe. Ebenso müssen die psychischen und sozialen Bedürfnisse der Pflegebedürftigen befriedigt werden. Nicht zuletzt geht es auch darum, den Umgang mit ihnen so zu verbessern, dass sie ein Gefühl von Integrität und Autonomie haben.

Nach einer Studie des Instituts für Angewandte Pflegeforschung sind etwa 40 Prozent der jungen Krankheits- und Gesundheitspfleger daran interessiert, dass sie sich mit einem Pflegestudium weiterqualifizieren, was als erhöhtes Ansehen des Pflegeberufes gedeutet werden kann. Der *Bachelor of Nursing* ist für Pfleger der Abschluss einer Wissenschaft, deren Erkenntnisse ein gutes Rückgrat bilden, um den Zusammenhang, in dem die Pflege steht, zu erfassen und um das Gespür für den Sinn der Pflege zu schärfen.

In der vielseitigen Ausbildung erweist sich der Pflegeberuf als eine anspruchsvolle Tätigkeit, die ein differenziertes Wissen und Können verlangt sowie ein Vertrauen stiftendes Handeln und Verhalten.

In den USA wird seit 1910 ein Pflegestudium angeboten. In der Bundesrepublik gibt es ein Pflegestudium seit 1989, das jedoch keine Ausbildung zum Pfleger beinhaltet. Seit 2003 gibt es erste Probeläufe, doch seit 2006 ist ein Studium der Pflege in der Bundesrepublik Deutschland möglich, durch das man zugleich einen Abschluss als Pfleger erwirbt. Diejenigen, die ein Pflegestudium absolviert haben, werden bisher vor allem in der Steuerung, Delegation und Organisation der Pflege eingesetzt.

7.3
STUDIUM DER PFLEGE

Das Studium der Pflege findet an Hochschulen und Fachhochschulen statt und wird begleitet durch eine praktische Ausbildung in unterschiedlichen Pflegeeinrichtungen.

Die Möglichkeit eines Pflegestudiums mit den Abschlüssen *Bachelor of Nursing* oder *Diplom-Pflegewirt* hat sich mit dem Bemühen, die Hochschulausbildung innerhalb Europas anzugleichen, etabliert. Das Studium umfasst Teilbereiche der Medizin und Heilkunde, der Hauswirtschaft, Psychologie und der Anthropologie.

Das Studium sucht Antworten auf grundlegende Fragen. Wer und was ist der Mensch? Welche Konsequenzen haben die möglichen Antworten für eine Pflegepraxis? Wie kommt es zu einer Pflegebedürftigkeit? Was sind Behinderungen, wie entstehen sie, wie können sie sich entwickeln und wie kann ihnen in der Pflege angemessen begegnet werden. Dazu werden Theorien und Modelle vorgestellt und überlegt, wie eine ideale Pflege aussehen und wie diese Ziele in der praktischen Pflege realisiert werden können. Neben Fragen nach den Möglichkeiten des Menschen, seiner Moral und nach seiner Teamfähigkeit werden die Organisationsformen der Pflege erörtert.

Ziel des Pflegestudiums ist der Erwerb von fachlichen, methodischen, sozialen und persönlichen Kompetenzen, unterstützt durch die Fähigkeit, das eigene Denken und Handeln zu problematisieren. Die Schlüsselqualifikation des Studiums ist die Kenntnis von Pflegetheorien, die Pfleger in die Lage versetzen, die Pflegearbeit gut auszuführen und den Umgang mit pflegebedürftigen Menschen weiterzuentwickeln.

Das Studium beginnt mit der Einführung in das Berufsfeld der Pflege und in die Pflegewissenschaft. Erarbeitet werden Konzepte und Modelle der Pflege als theoretische Grundlagen einer Pflegepraxis. Weitere Lernfelder sind Pharmakologie in der Pflege, pflegerische Versorgungsstrukturen, Geriatrie sowie Sozialwissenschaften in der Pflege, Psychohygiene und die Organisation pflegerischer Arbeit. Betriebswirtschaftliche, strafrechtliche Kenntnisse und die Fertigkeiten zum Qualitätsmanagement runden das Studium ab.

Die praktische Pflegeausbildung findet phasenweise zwischen den Lehrveranstaltungen statt. Neben der Pflege gehören auch Körperarbeit und Selbsterfahrung sowie praktische Pflegeübungen dazu. In der Praxis geht es um das Erlernen und Einüben pflegerischer Handlungsabläufe sowie die Beobachtung und Reflexion dieser Praxis. Eigenverantwortlichkeit, selbstständiges Handeln und das Arbeiten in Teams wird unter Anleitung erworben.

Nach sechs Semestern wird die Zwischenprüfung etwa zum Gesundheits- und Krankenpfleger abgelegt. Danach folgt der Aufbau der Pflege als Wissenschaft mit der Bachelorarbeit. Nach acht Semestern erfolgt der Abschluss des Studiums mit dem *Bachelor of Science*.

Am Ende sollen die Studierenden – wie in der Ausbildung zum Pfleger – einen Prozess durchlaufen haben, der sowohl ein geeignetes Wissen und Können von der Pflege beinhaltet als auch die Möglichkeit, die hohe Verantwortung, die die Pflegearbeit hat, einschätzen zu können, verbunden mit dem Wissen um die hohe Bedeutung der Pflegearbeit für die Gesellschaft und ihre Zukunft. Durch das Studium gewinnt der Pflegeberuf sein theoretisches Fundament.

Die Einrichtung eines Pflegestudiums zeigt, dass der Beruf des Pflegers an Ansehen gewonnen hat. Doch obwohl so viele Pfleger gebraucht werden und es durch den Mangel eine Arbeitsplatzgarantie gibt, entscheiden sich nur wenige junge Menschen für den Pflegeberuf. Daher ist es die Aufgabe des Bildungs- und Gesundheitswesens sowie der Politik, mit Begeisterung und Überzeugung für diesen Beruf zu werben, indem sie zeigen, dass es sich um einen attraktiven Beruf handelt, der für Pfleger und für die Gemeinschaft einen unschätzbaren Wert hat.

8
Wohnform und Pflege

8.1
VIELFALT DER WOHNFORMEN

Pflege findet in den unterschiedlichsten Häusern, Haus- und Gebäudeformen statt. In Abhängigkeit von der Art und Schwere der Pflegebedürftigkeit. Die demografische Entwicklung, der Fortschritt von Technik und Medizin und im Jahr 2020 eine Million mehr pflegebedürftige Menschen in der Bundesrepublik Deutschland als heute führen dazu, dass in den kommenden zehn Jahren mehr als 4000 neue Pflegeheime erforderlich sind. Deshalb gehört der Markt für Pflegeimmobilien bereits zu einem der interessantesten Wachstumsmärkte.

Der Traum der Menschen – ein Leben in Selbstständigkeit in der eigenen Wohnung bis zum Tod führen zu können – bleibt. Auch dann, wenn es nicht ohne Hilfe möglich ist. Die Entscheidung für die Wohnung ist richtig, solange die Menschen sich wohlfühlen. Eine Entscheidung dafür um jeden Preis führt nicht selten zur Einsamkeit, wie es vielfach in Großstädten geschieht. Mittlerweile gibt es für den Fall einer Pflegebedürftigkeit so viele unterschiedliche Pflegemöglichkeiten, dass es ratsam ist, für mehrere Option offen zu sein.

Eine weit verbreitete Pflegeform ist das betreute Wohnen. Pflegegemeinschaften, bei denen das pflegende Personal Pfleger, Sozialarbeiter und Psychologen sein können. Das Ziel besteht darin, die Pflegebedürftigen so zu unterstützen, dass sie sich wohlfühlen und dass ihre Autonomie so weit wie möglich bewahrt bleibt.

Es gibt Pflegegemeinschaften, in denen jeder Bewohner ein Zimmer hat. Ein kleines Appartement. Daneben gibt es Gemeinschaften, in denen es neben dem Einzelzimmer für jeden Bewohner auch Gemeinschaftsräume gibt. Pflegewohngemeinschaften bieten unterschiedliche Pflegeschwerpunkte an. In ihnen können Menschen mit ganz unterschiedlicher Pflegebedürftigkeit zusammenwohnen. So können nur Menschen mit Demenz eine Wohngemeinschaft bilden, oder Gemeinschaften bestehen aus dementen und nichtdementen Bewohnern, weil gerade darin die Möglichkeit gesehen wird, dass beide Gruppen in ihrer gemeinsamen Beteiligung an der Pflege – durch Pflegekräfte unterstützt – Alltag und Pflege selbst bestreiten. Wohngemeinschaften haben viele Vorteile gegenüber Einzelwohnungen. Vieles ist zentral koordinierbar, gesellige Zusammenkünfte können stattfinden und eine gegenseitige Hilfe geboten werden. Das Zauberwort im betreuten Wohnen heißt *Mitwirkung*. Das aktive Mitmachen und Mitgestalten der Pflegebedürftigen an der Pflege.

8.2
WOHNUNG, HEIM UND ANDERE PFLEGEORTE

Pflegeheime werden unterschätzt. Auch deshalb, weil sie zum großen Teil in Gebäuden untergebracht sind, die nicht zum Zweck der Pflege errichtet wurden. Zukünftige Pflegeheime werden deshalb auch durch architektonische Maßnahmen attraktiv sein und räumlich bessere Möglichkeiten einer guten Pflege bieten. Schon in der Samhita werden für die Pflege geeignete Gebäude gefordert: »Zuerst muss ein

Gebäude errichtet werden. Es muss weit und geräumig sein. Wenigstens ein Teil muss dem Zug des Windes zugänglich sein. Es darf weder dem Rauch, noch der Sonne und dem Staub, noch störenden Geräuschen, Erschütterungen, üblem Geschmack oder Geruch ausgesetzt sein.« Es wird ein neuer Gebäudetyp erdacht werden müssen, um in zukünftigen Pflegeheimen angemessen pflegen zu können und Pflege zu erfahren.

Die Menschen werden älter und damit länger pflegebedürftig, gleichzeitig geht die Pflege durch Angehörige zurück. Um das Jahr 2030 werden wir etwa doppelt so viele Pflegeplätze wie heute benötigen. Das zukünftige Heim wird größere Kapazitäten haben. Es wird die Pflegeleistungen konzentrieren, um die wachsende Zahl der Pflegebedürftigen zu bewältigen. Die neuen Pflegeorte werden nicht länger Heim heißen. In ihnen wird für viele unterschiedliche Arten der Pflege und Versorgung Platz sein – errichtet nach ökologischen Gesichtspunkten.

In Zukunft wird es viele unterschiedliche Orte der Pflege geben. Unterschiedliche Orte des Wohnens, unterschiedliche Arten und Formen der Pflege, wobei das Kriterium sein sollte, dass es immer um ein Mehr an Pflege und eine bessere Pflegequalität für alle an der Pflege Beteiligten geht.

#9
Vorsorge und Vernunft

Damit eine Pflegebedürftigkeit nicht plötzlich und unerwartet ins Leben tritt, können sich Menschen auf die Pflege und eine damit verbundene mögliche Abhängigkeit vorbereiten, indem sie sich auf den Umgang mit Gebrechlichkeit, Verletzung und Demenz einstellen. Wie sie sich auf einen Beruf, auf das Erwachsensein und eine längere Reise vorbereiten, so können und sollten sie sich auch auf das Altern vorbereiten. Nur so bleiben sie in der Lage, ihr Leben – so weit als möglich – selbst zu gestalten. Es ist sinnvoll, sich über helfende Institutionen zu informieren und dabei Angehörige und Freunde mit einzubeziehen. Pflegebedürftige können überlegen, welche Art des Wohnens sie bevorzugen, welche Möglichkeiten es gibt und welche finanziellen Eigenmittel zur Verfügung stehen.

Eine Frau berichtet, wie sie sich lange vor ihrer Pflegebedürftigkeit einen Alterswohnsitz aussuchte und dass sie, als es so weit war, das Gefühl hatte, dass sie nun *angekommen sei*. Ebenso vorsorglich hatte sie, als sie an Alzheimer erkrankte, begonnen, ihre Erlebnisse und ihren Alltag aufzuschreiben. Sie las es später nach und konnte andere darüber informieren, was sie fühlte und worüber sie nachzudenken in der Lage war. Sie hat sich mit einem Blick in ihre mögliche Zukunft einen Weg bereitet, den Kontakt mit anderen aufrecht zu halten, sodass andere weiterhin an ihrem Leben teilhaben können.

Der Beginn aller Vorsorge ist Einsicht. Sie entsteht mit dem Interesse an dem eigenen Leben und an der Zukunft. Verschiedene Szenarien einer Pflegebedürftigkeit ließen sich entwerfen, unterschiedliche Konsequenzen durchproben und aus den Konsequenzen ein vorsorgliches Handeln ableiten.

Vorsorge als das Einbeziehen der Zukunft in die Gegenwart ist schon in der hippokratischen Diätetik als die dem Menschen angemessene Lebensweise dargelegt. Diätetik ist pure Vorsorge, denn sie hält durch die gesunde Lebensweise am besten die Balance zwischen leiblichen Funktionen sowie zwischen Leib und Seele. Vorsorglich lebende Menschen werden – eingedenk der genetischen Verfassung – seltener krank und sind durch Frische, eine gute Koordinationsfähigkeit und kluges Verhalten gut in der Lebenswelt verankert.

Die Krisen der gegenwärtigen Welt können als ein Verweis darauf gelesen werden, dass die Vernunft nicht automatisch vernünftig arbeitet. Der Mensch muss aktiv nachhelfen, damit er sie nicht erst im Nachhinein nutzt. Sonst bleibt er hinter seiner selbstgegebenen Definition – der Mensch sei das vernunftbegabte Wesen – zurück. Denn Vernunft ist das Einbeziehen zukünftiger Möglichkeiten für das gegenwärtige Handeln. Deshalb wäre die nachträgliche, reparierende und lediglich das Schlimmste vermeidende Vernunft durch eine präventive Vernunft zu umgehen. Der Mensch muss sich der vorsorglichen, präventiven Vernunft bedienen, wenn er gut leben will und auch zukünftigen Generationen ein gutes Leben zugesteht. Dazu sind die Ideale der Pflege wie geschaffen: Sie könnten als Modell genommen werden für das Handeln und Verhalten im privaten Alltag, in der Wirtschaft, in der beruflichen Kommunikation, im wissenschaftlichen Diskurs, im Konsum und in der Politik. Das ist eine Botschaft der Pflege.

Da zur Zukunft des Menschen das Altern gehört, besteht eine weise Vorsorge in Bezug auf die damit verbundenen geistigen und körperlichen Veränderungen. Die Schönheit – so das Urteil fast aller Menschen – geht mit dem Alter verloren. Daran kann der Mensch arbeiten und Vorsorge treffen, indem er einen Blickwechsel vollzieht, eine neue innere Haltung einnimmt, wie sie der japanische Tee-Meister Sen no Rikyu bereits im 16. Jahrhundert empfiehlt. Er hat im *Wabi-Sabi* einen wunderbaren Begriff für den Zusammenhang von Altern und Schönheit erfunden. Es ist die Idee, das Aussehen des Menschen und seine Schönheit nach dem Prinzip der Gebrauchs-Ästhetik zu beurteilen. *Wabi* bedeutet *sich einsam fühlen* und *sabi alt*. Alt in dem Sinn, dass gebrauchte Objekte Patina ansetzen und dadurch schön werden, Wein im Altern Reife gewinnt und besser schmeckt und Menschen im Alter Weisheit erlangen können und ein Gewinn für die Gemeinschaft sind. So entstehen durch das Altern neue Formen der Schönheit. *Wabi-Sabi* ist keine vordergründige, sondern eine eher verborgene und nicht für jeden sofort sichtbare Schönheit. Es ist das Schönerwerden durch Erfahrung und Altern – wie der Grünspan des Kupferdaches, der bemooste Fels, die knorrige Eiche, das abgegriffene Buch.

Die Vorsorge, die der Mensch treffen kann, besteht darin, an seiner Gelassenheit und optimistischen Weltbetrachtung zu arbeiten und an der Toleranz anderen gegenüber, sich mit dem Guten und der Güte zu beschäftigen. Mit der Güte des Menschen sich, anderen Menschen, der Natur und der Kultur gegenüber. Es ist diese Versöhnung von Mensch, Natur und Kultur, von Sein, Werden und Vergehen, von Jung und Alt, von Gesundheit und Pflegebedürftigkeit. Der japanische Meister gibt im *Wabi-Sabi* alternden

Menschen und der Gemeinschaft, in der sie leben, eine unschätzbare Aussicht – wer sich vorsorglich eine solche Haltung zu eigen machen kann – gibt sich und der Gemeinschaft eine gelassene und heitere Zukunft – in Schönheit.

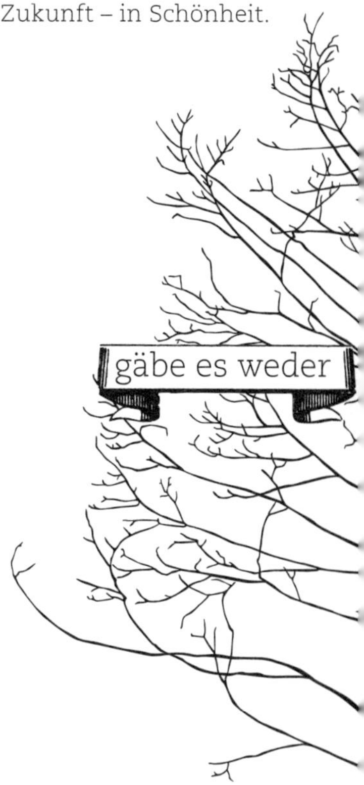

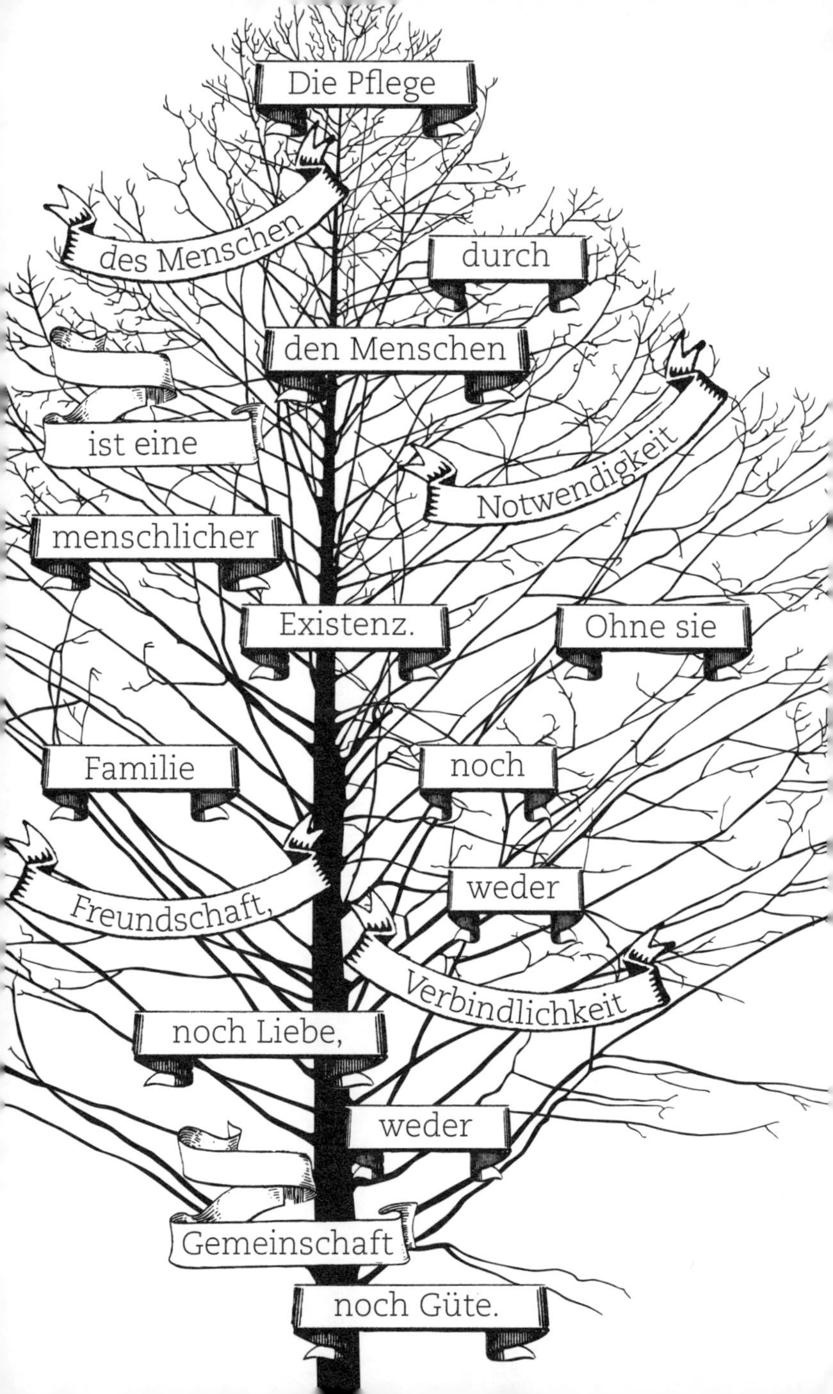
Die Pflege
des Menschen
durch
den Menschen
ist eine
Notwendigkeit
menschlicher
Existenz.
Ohne sie
Familie
noch
weder
Freundschaft,
Verbindlichkeit
noch Liebe,
weder
Gemeinschaft
noch Güte.

10
Ein Ethik-Regelwerk der Pflege

Ein Ethik-Regelwerk ist eine Empfehlung für gutes Verhalten. Soll Pflege gelingen, müssen alle an der Pflege beteiligten Handlungs- und Verhaltensweisen harmonieren. Der geübte Handgriff und die einzelne Geste im Zusammenklang mit Sachkenntnis und Verlässlichkeit, mit Achtsamkeit und Gelassenheit gibt Pflegebedürftigen Würde und Wohlbefinden, wirkt positiv in die Gesellschaft hinein und gibt dem Pflegeberuf seine Attraktion.

§ 1 *DU DARFST HEITER SEIN.*
Nutze Heiterkeit als Medizin. Als direkter Weg zum anderen wird Heiterkeit den Pflegebedürftigen gut tun und dir die Pflege leicht machen.

§ 2 *SEI GROSSZÜGIG.*
Wenn du das Unvergleichliche des Menschen anerkennst und seine Einzigartigkeit, bist du tolerant. Das könnte deine persönliche Großzügigkeit sein.

§ 3 *DU MUSST ANTWORTEN.*
Wer auf problematische und fragliche Situationen wohlwollend reagiert und antwortet, zeigt seine Verantwortung für andere – und für sich.

§ 4 *SEI ACHTSAM.*
In der Asymmetrie der Pflegesituation Pflegebedürftige mit Wohlwollen, Sachkenntnis und Engagement zu behandeln bedeutet Achtsamkeit, die Vertrauen schafft, eine wesentliche Grundlage der Pflege.

§ 5 *DU KANNST DICH EINFÜHLEN.*

Mitgefühl ist ein heilsamer Weg in der Pflege. Versuche, dich in das Denken, Fühlen und Verhalten der Pflegebedürftigen einzufühlen. So kommst du ihnen näher und schenkst Vertrauen. Einfühlungsvermögen ist Kommunikationsvermögen.

§ 6 *SEI AUFMERKSAM.*

Wer sich kompetent und engagiert einmischen möchte, muss seine Sensibilität entwickeln. Aufmerksamkeit ist ein geschärftes Gespür für Zusammenhänge. Sie kann zum guten Leben Pflegebedürftiger beitragen, die Pflegearbeit erleichtern und du kannst durch deine Zufriedenheit Lebensfreude in der Arbeit finden.

§ 7 *DU DARFST SICHER AUFTRETEN.*

Wenn andere dich achten, dann auch deshalb, weil du dich achtest. Du trittst umso überzeugender auf, je mehr du deine Pflegehaltung gefunden hast – deine geistige und körperliche Einstellung Pflegebedürftigen gegenüber.

§ 8 *PFLEGE DAS TEAM.*

Das Ziel von Teamarbeit in der Pflege ist Pflege. Die Effizienz eines Pflegeteams hängt von der Qualität der Beziehungen der Mitglieder ab – von Kollegialität und gegenseitiger Wertschätzung, denn eine gute Atmosphäre ist das A und das O jeder Teamarbeit. Reger fachlicher Austausch, gegenseitige Unterstützung und die gemeinsame Ausführung von Arbeitskonzepten sind die Folge. Das schafft Motivation und Lebenssinn, Verantwortungsbewusstsein sowie Geborgenheit, von denen Pflegebedürftige profitieren.

§ 9 *DU KANNST PFLEGE ATTRAKTIV MACHEN.*

Wenn Pflege erkannt wird als das, was sie ist, erscheint sie sofort attraktiv. Sie ist für diejenigen attraktiv, die erkennen, dass Pflege ein notwendiges und zugleich freiwilliges Verhalten des Menschen ist. Pflegen heißt Anteil nehmen, unterstützen, helfen. Schon Kinder wollen helfen. Deshalb kann der Mensch in der Pflege berührt werden.

§ 10 *KULTIVIERE DAS GUTE.*

Das Gute in der Pflege sind Heiterkeit, Großzügigkeit und Verantwortungsbewusstsein, Aufmerksamkeit und Einfühlsamkeit, Achtsamkeit, Sicherheit und Kollegialität. Das Gute findet, wer seine Sinne und seinen Geist bildet und versucht, sie mit der Gesellschaft und mit dem Ganzen der Welt in eine Beziehung zu bringen.

LITERATUR

Angehörige pflegen, Zeitschrift des Verein Pflege e.V., Heft 1, August 2011.

Marianne Arndt, Ethik denken. Maßstäbe zum Handeln in der Pflege, Stuttgart 2007.

Norberto Bobbio. Vom Alter – De Senectute, Berlin 2006.

Roger Coleman (Hrsg.), Design für die Zukunft. Wohnen und Leben ohne Barrieren, Köln 1997.

Konrad Franke, Gut leben im Heim. Unsere Alten- und Pflegeheime sind viel besser als ihr Ruf, München 2008.

Claus Fussek/Gottlob Schober, Im Netz der Pflegemafia. Wie mit menschenunwürdiger Pflege Geschäfte gemacht werden, München 2009.

Tom Kitwood, Demenz. Der person-zentrierte Ansatz im Umgang mit verwirrten Menschen, Bern 2008.

Friederike Leuthe, Richtig sprechen mit dementen Menschen, München Basel 2009.

Susanne Möller, Einfach ein gutes Team. Teambildung und -führung in Gesundheitsberufen, Berlin Heidelberg 2010.

Dieter Otten, Die 50+ Studie. Wie die jungen Alten die Gesellschaft revolutionieren, Reinbek bei Hamburg 2008.

Vera M. Robinson, Praxishandbuch therapeutischer Humor – Grundlagen und Anwendungen für Pflege- und Gesundheitsberufe, Wiesbaden 1999.

Marshall B. Rosenberg, Gewaltfreie Kommunikation. Eine Sprache des Lebens, Paderborn 2001.

Martin W. Schnell (Hrsg.), Pflege und Philosophie. Interdisziplinäre Studien über den bedürftigen Menschen I., Bern 2002.

Ders. (Hrsg.), Leib Körper, Maschine. Interdisziplinäre Studien über den bedürftigen Menschen II., Bern 2004.

Wilhelm Stuhlmann, Demenz – wie man Bindung und Biographie einsetzt, München Basel 2009.

Elke Zimmermann, Pflegeassistenz. Basiswissen für die Praxis, Stuttgart 2010.

Sinn und Kunst der Pflege ist eine Publikation der

Teunen Konzepte GmbH
Schloss Johannisberg
65366 Geisenheim
www.teunen-konzepte.de

Dieses Büchlein erscheint in der Schriftenreihe *Denkanstöße*.

Bislang erschienen
Horizont der Verantwortung
Autor: Hajo Eickhoff
Der Geschmack des Design / Kriterien des guten Geschmacks
Autoren: Hajo Eickhoff / Jan Teunen
Universelles Wissen und Handeln / Über Ethik, Gestaltung und Markt
Autor: Jan Teunen

Idee
Caroline Sieveking / Jan Teunen

Text
Hajo Eickhoff / Doris Paschiller

Herausgeber
Jan Teunen

Lektorat, Gestaltung und Realisierung
Sieveking, München

© 2012 bei den Autoren
ISBN 978-3-9815591-0-1

Printed in Germany